第4章 人事考課の実際と進め方

第5章 人事評価面談

JN194603

第 1 章

看護部の人事考課の現状と課題

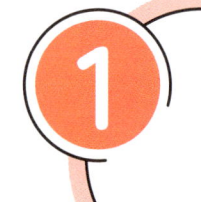

① 現状の人事考課の何が問題なのか
〜本当に正しく評価できていますか？

① 人事考課の現状

　筆者は、全国の病院・看護部や看護協会などで、看護管理者向けに人材管理や組織管理に関する分野の講義を行っています。人事考課に関する研修や講義を担当することも多くあり、講義の中では、文章事例や動画で模擬ケースを設定し、実際に人事考課を行ってもらう演習も実施しています。

　演習の様子を見ていると、残念ながら正しく評価できている管理者は非常に少ないのが現状です。評価事例の演習では、まず自分一人で考えて評価を行ってもらいます。その結果について参加者に挙手をお願いすると、Aをつけた人もいればBやCをつけた人もいて、評価が大きくばらつきます。同じ病院に所属し、同じ題材をもとに評価しているにもかかわらず、「とても良くできている」から「できていない」まで意見が分かれるのです。つまり、看護管理者による人事考課では、評価者によって結果が全く異なるということが起きていると考えられます。これでは、評価される側のスタッフはたまったものではありません。「あの人に評価されると高い点数がついて、この人だと厳しい点数がつく」という事態になります。この状態を放置すると、スタッフはいずれ「この上司にだけは評価されたくない」とまで思うようになる可能性もあります。果たして、そう思われてしまう原因はどこにあるのでしょうか。

　管理者とはいえ看護師ですので、これまでのキャリアの中で、患者さんに対する評価やアセスメントは日常的に実施してきたはずです。看護管理者になるくらいですから、スタッフ時代のアセスメント能力は優れていたと言えるでしょう。それなのに、スタッフの人事考課となると、その精度が大きく低下してしまうのが現実です。

　また、病院・看護部によっては、スタッフ評価の事例を動画で作成する場合もあります。動画事例は文章事例よりも圧倒的に情報量が多いため、評価がしやすいはずですが、実際には動画を使った評価の方が、さらに大きく評価が分かれるのです。

② なぜ正しい評価ができないのか

では、なぜ正しく評価することができないのでしょうか？ なぜ大きくばらつくのでしょうか？ 今の看護部門で行われている人事考課のさまざまな課題が浮かび上がります。筆者は、次の4つの課題があると考えます。以下、一つずつ見ていきます。

> **人事考課についての課題**
> ①評価力（知識とスキル）が不足している
> ②主観で評価している（客観視できていない）
> ③評価の側面の切り分けができていない
> ④評価の準備が不足している

① 評価力（知識とスキル）が不足している

看護管理者が人事考課を正しく行えない最大の課題は、評価力が不足していることです。正しい評価ができず「評価エラー」が起きている状況だと考えられます。公平で公正な評価を行うためには、まず評価に関する知識が必要です。評価制度そのものの知識はもちろん、評価の目的や種類など、さまざまな要素が含まれます。さらに、評価スキルや評価者としてのレディネス、心構えも求められます。世の中にあるさまざまな評価制度の特徴と、自施設が採用している評価制度についてよく知ることが大切です。多くの管理者は、評価に関する知識が不足していることで、正しい評価ができていないのです。加えて、自身の評価傾向や癖を自覚することも必要です。甘い・辛いといった傾向は、評価エラーに直結します。評価を行う際は、自分をも客観的に見ることが求められます。

◆ 看護部長から看護師長クラスまで評価制度を正しく理解する

評価制度は人事制度の一部です。自分が行った評価結果が、他の人事制度（給与制度、昇格、等級など）にどのように反映されるか、または反映されないかについて、正しく理解しておく必要があります。それぞれの病院・組織における評価権限との兼ね合いもありますが、評価制度については、「看護部長だけが知っている」のではなく、実際に現場で評価を行う看護師長クラスにも周知し、正しく理解してもらうことが重要です。

しかし、いくら知識が必要とはいえ、自己学習だけで人事制度を全て理解するのは難しいです。人事制度は実に多くの制度によって構成されており、一つひとつが非常

に詳細かつ精緻に設計されています。そのため、資料を読んだだけでそのしくみやメカニズムを理解するのは困難です。したがって、人事制度や人事考課制度については、管理者に対する教育・研修が病院・看護部として不可欠です。しかし、看護師長に対する評価者教育や研修が行われていない病院は多く、逆にしっかりと教育している病院の方が少ないのではないでしょうか。人事考課についての教育がなければ、知識もスキルも身につきません。言うまでもなく、公平で公正な評価は到底期待できません。

筆者は以前、一般企業の管理者研修も行っていましたが、多く委託を受けたのが「評価者研修」でした。管理者にとって、部下という人的資源を正しく評価することは何より重要であるため、研修の実施は当然のことと考えられます。

◆ 人事考課制度は「自動車」、管理者は「運転者」

人事考課制度はマネジメントツール、つまり「管理者の道具」です。知識やスキルがない状態で人事考課を行うことは、無免許で車を運転するのと同じです。車は便利な道具で、重たいものを運んだり、目的地に早く着いたりすることができますが、運転を誤れば事故を起こし、人を傷つけてしまう危険な道具でもあります。ですから、運転者として車について十分な知識を持つことが最低限必要です。評価制度も同様に、人事考課についてしっかり理解しておくことが求められます。管理者は、車で言うところの「運転者」にあたります。日本では国が定める運転免許制度があり、更新制度もあります。自動車学校で学び、運転のスキルや知識を習得するのは言うまでもなく、交通法規の変化に対応するために更新研修も重要です。しかし、病院での人事考課研修についてはどうでしょうか？ 評価者研修が行われていない病院では、管理者が「評価している」のではなく、知識がないまま「評価させられている」状態と考えるべきでしょう。これは、無免許運転をしていることと同じであり、極めて由々しきことだと考えます。評価の知識がないために、誰でもわかる「年齢や年数」に基づいて評価してしまうのです。

自施設で管理者向けの評価者研修が計画されていない病院・看護部は、年に一度は必ず研修を実施するよう、現場から声をあげていただきたいと思います。病院にとって最も大切な資源である人材を活性化させるためには、公平で公正な評価ができることが大前提と言ってよいでしょう。人事考課を実施する前に、まずは、管理者全員が共通の「評価のものさし」を持つ状態を作ることから始めるべきです。評価制度の導入と評価者研修は常にセットで考える必要があります。

② 主観で評価している（客観視できていない）

◆ 評価で求められる「客観視」

研修で評価制度をよく理解していても、自分の評価が常に正しいとは限りません。評価制度という立派な道具を持っていても、必ずしもその道具を使いこなせているとは限らないのです。特に評価で求められるのが「客観視」です。評価のものさしが自分だけの基準に偏っていることがよくあります。主観が強く客観視ができない評価者は、自分のものさしだけで評価し、エラーを起こしてしまうことが多いのです。評価者も感情を持つ人間であり、日々接している部下（評価対象者）に対して、何らかの感情（好意や苦手意識など）を抱いているはずです。感情を持つこと自体は自然なことですが、それを人事考課に持ち込むことは許されません。評価の基本は、主観を排除し、対象者を客観視することなのです。

客観視を意識していない師長が10人いると、評価結果は大きくばらつきます。筆者が研修で行う評価演習の結果を見ると、多くの評価者が甘い評価をする傾向があります。その理由は、事実を正しく捉えられていなかったり、制度への理解が不十分だったり、自分のこだわりがあったり、厳しく評価すると退職されてしまうのではと案じたりと、さまざまです。つまり、「評価対象となる事実」と「自分の感情（主観）」をうまく切り離せていないのです。感情が入るとフィルターがかかり、事実を正確に捉えることができなくなります。その結果、評価エラーが起きてしまいます。このことからも、評価者に対する訓練が明らかに不足している、あるいは実施していたとしても不十分である現状が垣間見えます。

筆者が行う評価者研修では、まず個人で評価を行った後、4〜6人のグループに分かれて「評価会議」を行い、その後に挙手で評価結果を確認しています。すると、個人評価ではばらつきのあった結果が、今度は不思議なくらいに正しい評価に一致してくるのです。個人では正しく評価できなくても、グループの議論を通して複数の評価者の意見からさまざまな見方や考え方を取り入れることで、正しい評価に修正されていきます。すなわち、グループでは「客観視」ができていると判断できます。それぞれが客観的な視点を持つことで、より正しく評価できるようになります。

◆ ワンマン・ワンボスの原則

ただし、評価は組織における権限でもありますから、実際には一人の評価者（看護師長）が一次評価者としてスタッフを評価します。これは「ワンマン・ワンボスの原則」と呼ばれ、組織運営の原則でもあります。一人ひとりの管理者が客観的な視点で

評価できるようになれば、おのずと正しい評価につながるのです。

③ 評価の側面の切り分けができていない

人事考課に関しては、各病院でさまざまな制度が準備されているはずです。評価項目も多岐にわたり、病院によっても異なります。逆に言えば、病院が準備する評価制度を通して「自施設の職員に何を期待するのか、何を求めているのか」を読み取ることができます。ここで、「評価の側面」という見方が求められます。

◆ 能力評価

医療・看護サービスを提供するにあたっては、インプットからアウトプットまでさまざまな側面があります。まず、インプットに代表されるのが知識やスキルで、評価制度では「能力評価」に相当します。能力は内面に蓄積されるため、外からは見えにくいものです。

◆ 情意評価

次に、アウトプットまではいかないまでも、徐々に見えはじめるものが仕事に対する態度や取り組み姿勢です。評価制度では「情意評価」と呼ばれます。

◆ 行動評価

さらに能力が顕在化すると、アウトプットまでのプロセスが行動に現れるようになります。ここを評価するのが「行動評価」です。

◆ 業績評価

行動によってアウトプットが生まれ、成果が業績につながっていきます。この成果の側面を評価するのが「業績評価」です。

これらの側面を理解した上で、評価実施時に適切に切り分けられるかが課題と言えます。切り分けができていないと、「成果・業績を評価する制度なのに、能力を評価してしまった」ということが起こりかねません。自施設の評価制度が何を評価対象としているのか、評価の側面を常に頭に置いておくことが重要です。

◆ 評価制度には守備範囲がある

評価制度は主に「組織管理に用いる評価制度」と「人材育成に用いる評価制度」に大別されますが、人事考課においては、これらの両方が対象となることもあります。複数の評価制度があるということは、評価の側面がそれぞれ異なることを意味します。言い換えれば、一つの評価制度でインプットからアウトプットまで、すなわち能力から業績まで全ての側面を評価することはできないと考えてください。

④ 評価の準備が不足している

　評価の本来の目的は「人的資源の活性化」にあります。演習の様子を見ていると、看護界ではまだまだ評価の本来の目的に到達していないように感じます。本書を通じて、各病院・看護部でスタッフを公正かつ公平に評価できる看護管理者が一人でも増えることを願っています。

　特に、評価の基となる事実や根拠を自分でしっかりと確認しておくことが重要です。年度末の評価では、その事実がエビデンスとなります。病棟師長ともなれば、20人以上のスタッフを評価することもあるでしょう。一人ひとりの一年間の仕事ぶりを正しく評価するためには、日々の記録を積み重ね、評価に備えることが必要です。記録や事実がないと、印象だけで評価することになりかねません。また、場合によっては、副師長と共に「管理チーム」を組み、事実や情報を共有してもよいでしょう。

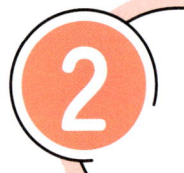

課題の解決に必要なこと
～評価制度が機能するには

① 評価者が持つべき姿勢

まずは、評価者自身が持つべき姿勢、レディネスについて確認しておきましょう。**図表**1-1 にまとめましたのでご確認ください。

図表1-1 評価者の姿勢

1	約束を守って評価する	項目が同じだからといって同じものさしを使うのではなく、個々のラダーレベルを確認した上で評価すること
2	事実に基づいて評価する	人の噂や印象だけで評価せず、事実に基づき論拠のある評価を行うこと
3	公私の別を明確にする	「職務」や「業務」の中で発揮された能力を評価する。私情を挟まないよう注意すること
4	評価期間を守る	評価の対象となる期間を守ること。遠い昔のことにいつまでも固執せず、人間は努力の如何によって変わることを認識する
5	私心や思惑を入れない	ラダー認定や人事考課は評価の結果を示すものである。思惑に基づく評価は評価者自身の能力を否定するものになる
6	自分の判断に基づき、責任ある評価をする	評価は管理職の仕事そのものである
7	評価者の恒常誤差を消去する	自分の評価傾向を知って客観的に評価し、できるだけエラーを減らす努力をすること
8	病院看護部の評価基準を体得する	評価基準を唯一の指標として、基準に基づいて評価を行うこと

② 機能する評価制度とは

評価は飾りであってはいけません。以下に、筆者が考える「機能する評価制度」について述べます。

① 評価基準を事前に示す

　期初に、「今年はこのように評価をする」と面談などで各スタッフに伝えるとよいでしょう。何をどのように行動し、成果を出せばどのような評価になるのかをスタート時に明らかにしておくのです。面談は契約の場でもあります。特に目標管理においては、目標設定が重要になりますので、必ず面談を実施してください。

　ラダー評価や情意評価などで、「今年はこの評価項目で評価していきます」ということをシートにまとめて共有すべきでしょう。これを怠ったまま評価を実施すると、場合によっては "後出しジャンケン" のようなことにもなりかねません。また、新しい評価基準や全員に共通するものは、事前に病棟会で説明してもよいと考えます。

② 病院・看護部の意思や組織の期待を込めた評価項目とする

　評価制度は、「スタッフに何を期待し、求めているのか」を具体的に項目で示すものです。他の病院が導入しているからといって同じ項目にするのではなく、自施設独自の項目を設定することが大切です。病院機能の違いや地域の特性、法律の改正なども考慮し、必要に応じて評価項目を定期的に見直すことも求められます。

③ 絶対評価で行う

　評価制度を人材育成に用いるには、絶対評価が必須条件です。少なくとも、看護師長などの一次評価者は常に絶対評価を心がけましょう。

④ 評価結果を本人にフィードバックする

　評価はやりっぱなしが一番よくありません。何ができていて、何ができていなかったのかを客観的に伝える必要があります。そして、それができるようになるためにどうすべきかをスタッフと一緒に考えていくことが求められます。

⑤ 評価結果に対する異議申し立てを受け付ける

　評価制度は管理者だけのものではありません。スタッフも正しく評価される権利があります。また、管理者も評価エラーを絶対に起こさないとは限りません。公正性と公平性を担保するためにも、異議申し立てを受け付けるしくみが必要です。

⑥ 評価者訓練を行う

　人が人を評価するわけですから、気をつけていても評価者の主観が入りやすいもの

です。客観的に評価を行うために、また、ベテラン師長から新任師長まで評価者全員が同じものさしを持つためにも、1年に1回は評価者訓練を行うべきです。評価の目線を合わせることは評価制度を運営する側の責任と言えます。

次に、筆者が多くの看護管理者と接していて人事考課について感じることを述べたいと思います。

③ 人材育成から人材マネジメント・組織マネジメントへ

看護職は人材育成に非常に熱心です。新人が入れば、一日でも早く一人前になるように育成します。看護師として現場で働いてもらわないといけないわけですから、当然のことでしょう。ただし、人材育成と人材マネジメントが別の次元で捉えられているのではないかと感じることがあります。

スタッフの管理が組織全体のマネジメントに大きく影響することは言うまでもありません（**図表 1-2**）。質の高い看護ケアを提供することが病院経営にプラスの効果をもたらしますし、人員が増えれば収入も増え、たとえ人件費が増大しても、それを上回る収益が期待できるのです。また、人には自身の能力を超える力を発揮する可能性があります。これは、人が「感情を持った資源」であるからにほかなりません。管理者に求められているのは人材マネジメントと組織マネジメントであり、病棟のマネジメントは組織の経営と直結しているのです。

例えば、自部署に 25 人のスタッフがいるとしましょう。そのスタッフの平均年収を 400 万円と仮定した場合、人件費の総額は単純計算で 25 人 × 400 万円＝ 1 億円となります。看護師長などの管理者は、部署の経営者でもあるわけですから、病院から 1 億円の人的資源を託されていると考え、その価値を上回る成果をもたらすように病院に貢献しなければならないのです。もし意識が人材育成のみにとどまっていると、このような発想は生まれません。

人事考課は、強力な経営管理ツールです。人材育成のみならず、能力開発や動機づけにも有効です。人材マネジメントと組織マネジメントにぜひ活用していただきたいと思います。

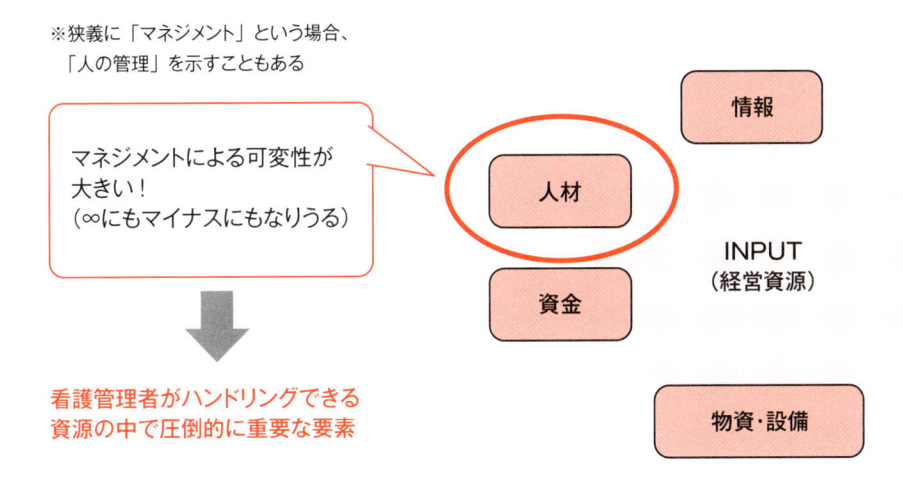

図表1-2 人的資源の特徴

※狭義に「マネジメント」という場合、
「人の管理」を示すこともある

マネジメントによる可変性が
大きい！
（∞にもマイナスにもなりうる）

看護管理者がハンドリングできる
資源の中で圧倒的に重要な要素

情報

人材

資金

INPUT
（経営資源）

物資・設備

④ ダブルスタンダードをなくす

　筆者が多くの病院で聞く話があります。それは、看護部で行う評価とは別に、病院全体での評価も行っているということです。病院の評価は、主に昇給や賞与などの処遇に反映されることが多く、看護部とは異なる評価項目が設定されているケースがほとんどです。年度末になると、看護管理者は、看護部のラダー評価やその他の評価に加え、病院の評価も行わなければならず、評価業務に追われることになります。結果的に、同じような評価を何回も行っていることもあるのではないでしょうか？ 筆者はこの状況に大きな違和感を覚えます。評価の目的が「教育」と「処遇」で異なるにしても、やることは同じなはずです。いわゆる二階建ての評価（ダブルスタンダード）になっているのではないでしょうか。このような無駄を避けるために、看護部と事務部門とで評価の一元化について話し合うことも必要と考えます。

　そして、病院全体での人事考課と看護部が行う各種評価の統合を検討すべきです。看護部が準備する「ラダー評価」や「目標管理」は、多くの場合「育成」を目的としており、生涯学習が求められる看護師にとっての道しるべとなるものです。しかし、その結果が看護師の処遇にまで反映されている病院はまだごくわずかです。そこで、一歩進んで、評価制度の改善や統合を検討するのもよいでしょう。

「平等」と「公平」

評価の現場でよく言われる「平等」と「公平」。皆さんは、この言葉の違いを正しく説明できるでしょうか？同じような意味合いで使われることが多いですが、実は全く異なります。

平等とは「偏りや差別がなく、個々の特性や能力を全く考慮しないこと」を指します。言い換えれば、「全員に対して、一律に同じ対応をすること」です。例えば、「全職員の賞与を一律 20 万円とする」といったケースが平等に当たります。能力の高い人もそうでない人も、頑張った人も頑張らなかった人も、同じ病院の職員であるということだけで、同じ金額が支給されるのです。病院に籍があればどんな人でも 20 万円がもらえるので、確かに平等かもしれませんが、違和感を覚えないでしょうか？実は、この「平等」には評価の入る余地はないのです。

公平とは「特性や能力を考慮した上で同等に扱うこと」です。特性や能力を考慮するので、まさに評価を行うことが前提となります。例えば、よく頑張ったと評価された人には 21 万円、普通に頑張った人には 20 万円、少し頑張りが足りなかった人には 19 万円と、頑張りに見合った分だけ賞与を支払うのです。陸上競技で言えば、1 着の人に金メダル、2 着に銀メダル、3 着に銅メダルが与えられ、4 着以下にはメダルがありません。これはタイムに基づいた評価ですので、極めて公平な扱いです。走った全員に金メダルを与えると平等ではありますが、公平ではありません。公平ではないとなると、誰も速く走る努力をしなくなるはずです。

看護師に当てはめて考えてみましょう。新人用の評価項目・評価基準で中堅看護師や専門看護師を評価するのは、不公平だということは理解しやすいでしょう。中堅やスペシャリストは、容易に基準をクリアし、高い得点を得ることになります。これでは、新人と中堅、スペシャリストの能力を正当に評価できていないことになります。「能力を考慮する」という公平の考え方を目指すなら、新人用だけでなく、中堅用や専門看護師用の評価項目・評価基準を設けることが必要です。そして、それぞれの基準で評価することこそが「公平」なのです。実際、多くの病院で導入されているラダー評価制度では、ラダーが 4 ～ 5 段階に分かれていると思います。これは、初心者から熟練者まで、さまざまな能力を持つ看護師を公平に評価するためのしくみなのです。

第2章

人事考課の基本

人事制度の構造と人材管理

① 人事制度の真の目的とは？

　皆さんは、人事制度は何ためにあると思いますか？「評価して給与を決定するため」という答えは一つの側面ではありますが、それが真の目的ではありません。看護管理者として理解していただきたいのは、人事制度は「人事戦略を遂行するためにある」ということす。

　病院経営で最も大切な人材を管理するためには制度が必要です。病院はマンパワーによるサービス業ですから、人材をどのように活用できるかが経営のカギとなります。だからこそ、病院経営者は人事制度を整備し、人材を活性化させることで病院のビジョンや組織目標の達成を図るのです。病院看護部においては、この人材戦略遂行の最前線にいるのが看護師長です。したがって、看護師長はまず、自施設の人事制度を正しく知ることがマネジメントのスタートとなります。

② 機能する評価制度とは

　「人事制度」と言っても、具体的にはどのような制度が含まれているのでしょうか？少し考えるだけでも、さまざまな制度が頭に思い浮かぶことでしょう。しかし、人事制度の骨格となる制度は「職員区分」「評価制度」「給与制度」の3つに絞られます（**図表 2-1**）。人事制度を構築したり学んだりする際には、まずこの3つをしっかりと理解し、土台を固めておくことが重要です。

③ 評価制度の構築

　組織における人事制度には、給与制度や教育制度などさまざまな制度がありますが、その根幹をなすのが評価制度です。これらの人事諸制度は、互いに連動しながら機能します（**図表 2-2**）。

図表2-1 人事制度の構造

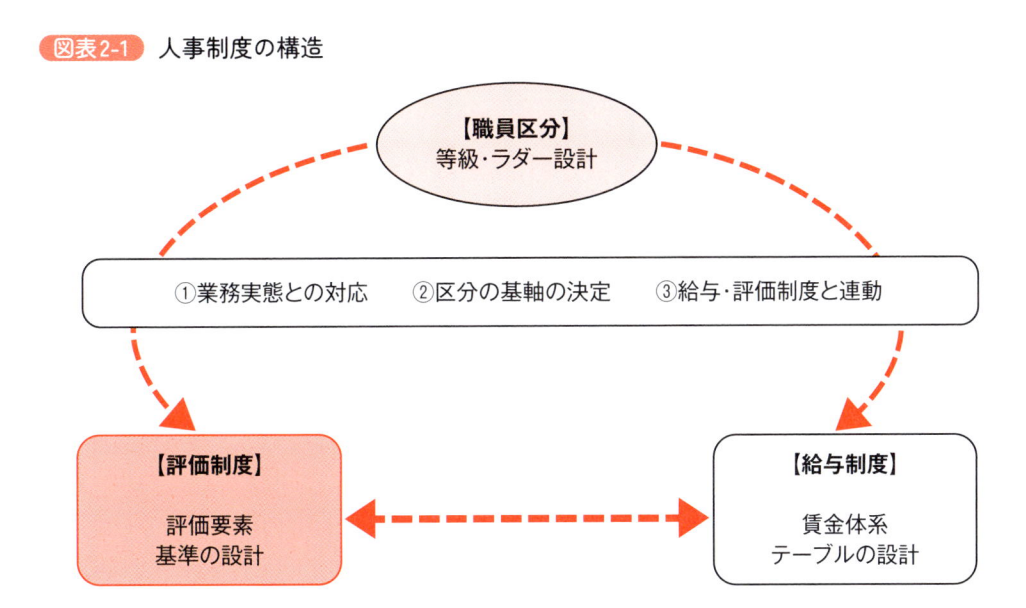

図表2-2 医療施設における人事制度

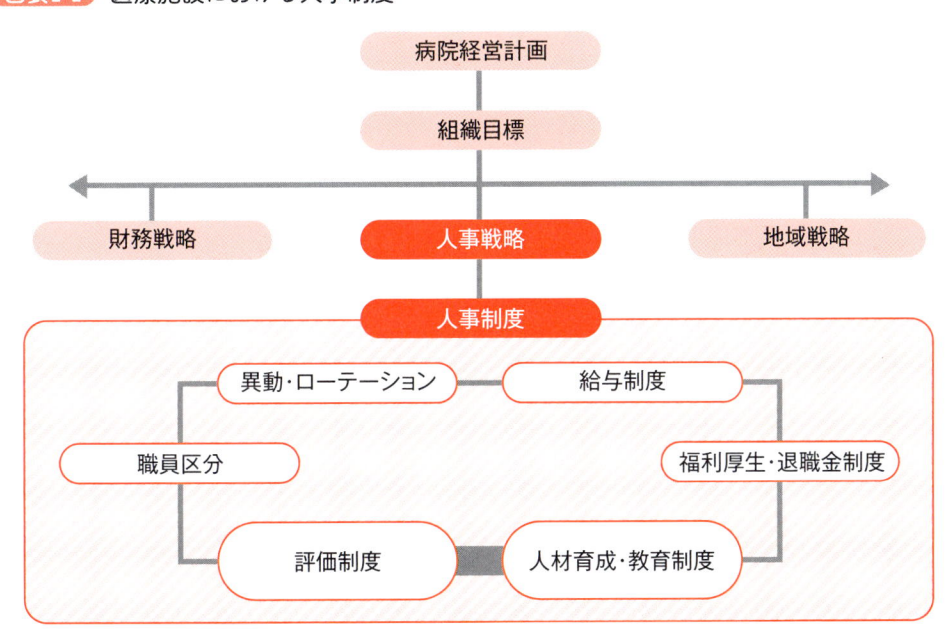

　評価制度は病院の理念や風土と結びついており、その価値観を反映しています（**図表** 2-3）。評価制度の成否は、その運用の仕方にかかっています。どんなに優れた制度であっても、使いこなせなければ意味がありません。看護管理者の皆さんが制度の趣旨や内容をよく理解し、上下のコミュニケーションを密にして適切に運用すること

で、初めて公正な処遇が実現され、職員の活性化につながります。

図表2-3 管理職と評価制度

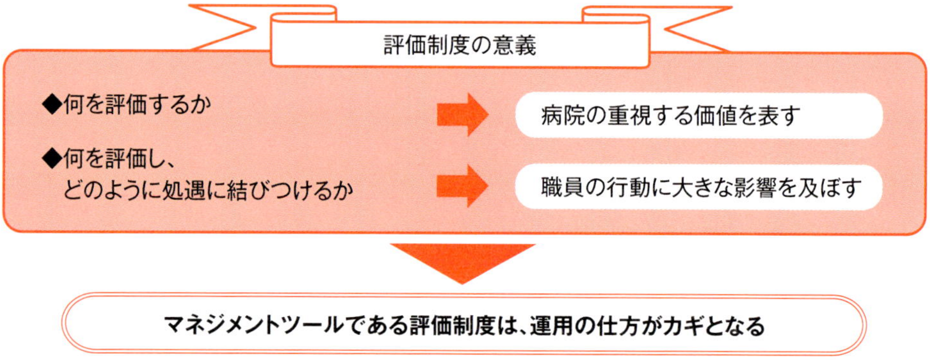

評価制度の意義

◆何を評価するか → 病院の重視する価値を表す

◆何を評価し、どのように処遇に結びつけるか → 職員の行動に大きな影響を及ぼす

マネジメントツールである評価制度は、運用の仕方がカギとなる

　人事制度を構築・設計する際には、まず組織が定める職員区分や職員等級に基づいて評価制度を検討し、確定していきます。評価制度が構築されると、評価結果をもとに処遇（給与や賞与）に反映することが可能となります。さらに、組織で定められた職員区分に応じて、評価による昇給だけでなく、各等級の基本給の上限と下限も決めることができるのです。

　このように、評価制度の構築は人材育成や教育制度だけでなく、職員区分や給与制度などの人事諸制度に活用されています。

　評価制度の構築・再構築にあたっては、「①何のために」「②何を」「③誰が」「④どうやって」「⑤運用するのか」という基本的な要素を明確に決めておく必要があります。逆に言えば、現在運用されている評価制度も、この５つがしっかりと定められているはずです。これらを整理しながら、評価制度のさまざまなしくみが作られていきます。それでは、これら５つの要素について詳しく解説していきましょう。

評価制度を構築する5つの要素
①何のために　▶評価制度の目的
②何を　▶評価の対象・側面
③誰が　▶評価者
④どうやって　▶評価手法
⑤運用するのか　▶制度の運用方法

❶ 何のために

　評価制度は、そもそも「何のために」実施しているのかを明確にし、共有する必要があります。評価結果だけでなく、評価制度の導入目的やそのプロセスを明らかにしておくのです。例えば「育成のため」や「賞与を決定するため」などの代表的な目的が考えられます。特に、目的が「評価結果を処遇に反映させるため」である場合は、全職員に向けた説明会を開催し、制度の内容を理解し、納得してもらうことが大切です。何のための評価であるかを全員が理解し、漏れなく周知されていることが求められます。評価制度は「公平」であることが大前提なのです。**図表 2-4** に、病院側と職員側のそれぞれの立場から見た、評価制度導入の一般的な期待効果を整理しておきます。

図表2-4 評価制度導入で期待される効果の例

病院側の期待効果	職員側の期待効果
・経営目標の浸透・追求 ・職員保有能力の発揮度向上 ・業績達成意識の徹底 ・組織運営への貢献、規律 ・必要人材の明確化と淘汰（選別・育成） ・仕事と処遇のマッチング（人件費管理・予算達成） ・適材適所の人的資源活用	・職務満足度の向上 ・公平感の向上 ・やる気、充実感 ・職場の雰囲気・活性化 ・チームワーク ・能力開発、自己啓発指針 ・ロイヤリティ、定着性 ・自らのキャリア開発への展望 ・経営への参加意識

❷ 何を

　次に、何を評価するのかを決定します。人、職務、年齢、経験年数などの評価の対象と、側面を明確にする必要があります。「何を」については、病院長や法人理事長、看護部長などの経営側が職員に何を求めるかによって異なります。成果を求めるのか、能力を伸ばしたいのかなどによって、活用する評価制度が決まるのです。

❸ 誰が

　評価の実施においては、必ず「評価する側（＝評価者）」と「評価される側（＝被評価者）」が存在します。組織原則に則れば、直属の上司が評価者となるのがふさわしいといえます。

自分の評価者となる上司は、病院・看護部の組織図を見ればわかると思いますが、誰が誰を評価するのか、誰が誰に評価されるのかを確認しておくとよいでしょう。特に、看護部組織から離れて別部署に所属している看護職は注意が必要です。

　例えば、今年新たに病院に設置された「入退院支援室」の室長として配属された看護師長がいたとします。組織図上では病院長が直属の上司となる場合、看護部の副看護部長や看護部長が一次評価者として評価を行うのは、組織原則の観点から正しくありません。たとえ同じ看護職であっても、直属の部下でない別組織の看護師を評価することはできないと考えるべきです。組織の指示命令系統から外れ、日常業務の観察が行えていないにもかかわらず、他部署の職員の評価を行うことは、評価の根拠、権限を持たないままの評価実施となります。いきおい、わずかな情報と印象だけで評価を行うこととなるため、必ず評価エラーにつながります。公平・公正な評価は不可能なのです。

　また、人事評価は絶対評価であり直属の上司が行うべきものですが、評価結果を昇進や昇格・賞与などの処遇に反映させる場合は、調整の意味で、一次評価者だけでなく二次評価者も設定する必要があります。病院によっては三次評価者まで決めているところもあります。評価ルートは、最終決定機関も含めて事前に決めておくことが重要です。**図表 2-5** に、ある病院の評価ルートの例を掲げておきます。

図表2-5　評価ルート例

対象者	評価者			
	一次	二次	三次	最終
スタッフ・主任看護師	看護師長	副看護部長	看護部長	経営会議
看護師長	副看護部長	看護部長	－	
副看護部長	看護部長	－	－	
看護部長	病院長	－	－	

　組織において人を評価することは、管理者に与えられた重要な権限の一つです。誰が誰を評価する権限を持っているかは、組織図と権限規定に基づいて整理しておく必要があります。しかし、筆者の知る限り、権限規定が整備されていない病院は少なくありません。権限規定は早急に準備すべき事項です。組織の基本原則として「権限と責任の一致」があります。つまり、権限と責任は相等しいレベルでなければならず、権限の裏には常に責任が求められます。例えば、評価責任を持たない主任看護師に、

教育を行わず「今後の練習のために」と評価権限だけを与えたとしても、公平で公正な評価が行われるとは期待しにくいと考えるべきでしょう。

④ どうやって

　評価制度にはさまざまなタイプや種類があり、評価対象と側面によって異なります。また、経営側が職員に求めるものも一つではないため、病院に限らず多くの企業で複数の評価制度が導入されています。逆に、人事制度で一つの評価制度のみを使用している病院はまれであると言えます。複数の評価制度を導入する場合は、その使い方を明確に定め、さらに評価結果をどのように活用するのが自組織に最も有効かというしくみづくりまで必要なのです。評価結果の活用方法は無限に考えられるため、経営者の意図が反映されやすい部分でもあります。

　例えば、病院が「行動評価」「業績評価」「職務評価」「能力評価」の 4 つの評価制度を導入している場合、賞与の決定には業績評価を 100％使用し、基本給の昇降には行動評価と業績評価の結果を 50％ずつ使用して反映させる、という設計も可能です（**図表 2-6**）。また、能力評価は育成目的で行い、処遇には反映させないとすることもできます。さらに、管理職など特定の等級（ラダーや役職）に対しては、職務評価のみを基準にするルールを設けることもできます。このように、「どうやって評価結果を活用するか」については、経営者の方針が現れます。複数の評価を組み合わせて処遇に反映させ、職員の納得性が高まるしくみを検討するとよいでしょう。

図表2-6　各評価の処遇への反映事例

等級		評価の種類	反映対象		
			等級	基本給	賞与
管理職	レベルⅢ	行動評価		○	
	レベルⅡ	業績評価		○	○
	レベルⅠ	職務評価	○		
非管理職	レベルⅢ	行動評価	○	○	
	レベルⅡ	業績評価			○
	レベルⅠ	能力評価	（実施しない）		

5 運用するのか

　評価制度を構築したら、実際に導入して運用するにはルールが必要です。評価制度運用の主体は管理者であることはいうまでもありません。運用にあたっては、評価期間などのスケジュールだけでなく、評価後の結果をいつどのようにフィードバックするのかも決めておくとよいでしょう。

　特に、年度末から年度初めは、決算、新人の入職、人事異動、退職、管理者の昇格や部署異動、昇給などの人事案件が重なり、非常に多忙な時期です。そこに評価業務も加わるため、管理者が落ち着いて評価に取り組むのは難しい状況です。経営側としては、公正に評価制度を運用するためにも、評価スケジュールは十分配慮する必要があります。場合によっては、業務の一部を前倒しや後ろ倒しにして、全体的なバランスを取り、余裕をもって計画を立てることが重要です。

　また、評価業務や評価結果には厳重な情報管理と守秘義務が求められ、評価表は極秘文書として扱われます。評価結果は上司、本人、人事部門のみが取り扱いますが、人が人を評価する以上、被評価者が上司の評価結果に全て納得するとは限りません。そのため、被評価者が不服や意見を述べる機会や窓口を整備することも重要です。人事部門に相談しやすいしくみを整え、評価者・被評価者の双方の納得性を高めるようにする工夫が必要です。評価制度の成功は円滑な運用にかかっており、手厚いアフターフォローが求められるのです。

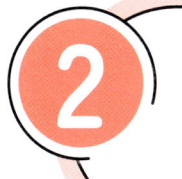

評価の目的とねらい

　人事制度において、評価制度の構築は極めて重要な要素です。評価の実施にあたっては、管理者と職員の双方にとって有益な制度となるよう設計すべきと考えます。また、複雑になりすぎず、評価しやすさを考慮した上で、どのような評価制度が最適かをさまざまな角度から議論することが大切です。評価の仕様や要素の設定についても、拙速に進めるのではなく、十分な時間をかけ、皆でしっかりと意見交換しながら進めることが求められます。

❶ 評価とは

　ひとくちに評価と言っても、実にさまざまな種類があります。人事分野では、人を評価するものや、職務そのものを評価するツールも存在します。一般的に、人事評価制度では、評価の側面をいくつかに分けて評価を行いますが、これらを表わす用語は企業や法人、病院によって異なり、必ずしも統一されていません。そのため、議論がしにくい現状が見られます。一方で、バランスト・スコアカードや目標管理制度といった、本来は業績に関する経営管理手法が人事評価制度に応用されることもあります。例えば、病院・看護部で導入されているクリニカルラダーは、臨床実践能力を評価する制度の一種です。

❷ 絶対評価と相対評価

　評価方法は、絶対評価と相対評価の二つに分類することができます。絶対評価は、評価基準に基づいて評価結果を導く方法で、納得性や説得性が高いと言えます。一方、相対評価は他の職員と比較して評価を決定する方法で、基準となる職員（仮に A さんとします）を一人設定し、A さんより優れているか劣っているかで評価します。

　図表 2-7 は絶対評価と相対評価の特徴を比較したものです。ここで注目すべきは、相対評価のねらいは選別査定を行うことであり、育成にはつながらないということです。

絶対評価と相対評価の比較

	絶対評価	相対評価
対象	明確	不明確
基準	明確	なし
ねらい	**育成**	**選別査定**
フィードバック	あり	なし
公平性・透明性	高い	低い

1 絶対評価が求められるケース

　具体的な事例で考えてみましょう。部署に新人が3人入ってきたとします。この場合、それぞれの技術習得状況は絶対評価で判断する必要があります。しかし、多くの管理者は相対評価を行ってしまうことが実に多いのです。

・Aさんはよくできており、理解も早い。
・Bさんは覚えが悪く、もう1月だというのに、習得すべきスキルがまだたくさん積み残しになっている。
・Cさんは、AさんとBさんの間かな。まあ普通レベル。

　このように評価すると、スキルの習得スピードや成長の仕方は個々によって異なるため、比較では正しい判断ができません。Cさんは相対評価のみで、個人に対する観察や分析が行われていないため、比較では普通レベルかどうかはわかりません。また、Bさんについても、現時点では技術習得が遅れていても、2年目に急に伸びる可能性があります。ひょっとしたら、3年目にはAさんよりもBさんの方が優れた看護師になっているかもしれません。成長速度には個人差があり、育成は長い目で見ることが重要です。

　育成の観点から見ると、重要なのは基準に対する評価であり、他者との比較ではありません。「あなたはAさんよりも劣っている」という評価は決してすべきではありません。育成とは、一人ひとりの状況を観察し、適切なフィードバックを行うことです。成長するスピードは個性であり、人と比較しないように気をつけていただきたいと思います。

② 相対評価が求められるケース

　賞与の決定において、上位何人にＳ評価をつけなければならない、といった状況のように、実際に何かを決める際は相対評価が求められます。皆さんは、日常生活で無意識に絶対評価と相対評価を行っているはずです。携帯電話を購入する状況を考えてみましょう。まずは「iPhone がいいな」と絶対評価します。次に、機種を決める段階では、16Pro と 16Pro Max、16Plus、16 の 4 種類から機能を比較して、相対評価によって選別しているのです。

　絶対評価と相対評価の長所と短所について**図表** 2-8 に整理しましたのでご参照ください。

図表2-8　絶対評価と相対評価の長所・短所

	絶対評価	相対評価
長所	①評定要素ごとに基準が明確に設けられているため、何が優れて何が劣っているのか個々の特徴がつかみやすい ②評価基準が具体的に作られているので、評価結果に信頼がおける ③組織の中でメインの仕事をしている人、補助的な仕事をしている人でも、それぞれに基準を設定して評価するので、公正な評価が期待できる	①職員を相互に比較して評価するため、多くの部下がいても時間がかからない ②評価基準を設定する労力がかからないのですぐに導入できる
短所	①評価基準の作成に時間がかかる ②目標管理方式で行う場合、定性的な目標での基準が難しい ③賞与などに活用する場合、順位付けが必要となるため、もう一度相対評価する必要がある	①集団が異なると同順位であっても成績が異なることがある ②職員を相互比較する方法なので、職員の個々の特徴がつかめない ③能力開発、一人ひとりの賃金改定、適正配置などの資料には活用できない ④個々の成績が上がっても他の職員も同様に成績が上がると同じ順位になり、意欲向上につながらなくなる

③ 評価は誰のため・何のために行うのか

では、評価は誰のために、何のために行われるのでしょうか？ 評価の目的とねらいについて、**図表2-9** に整理しておきます。

図表2-9 人事考課のねらい

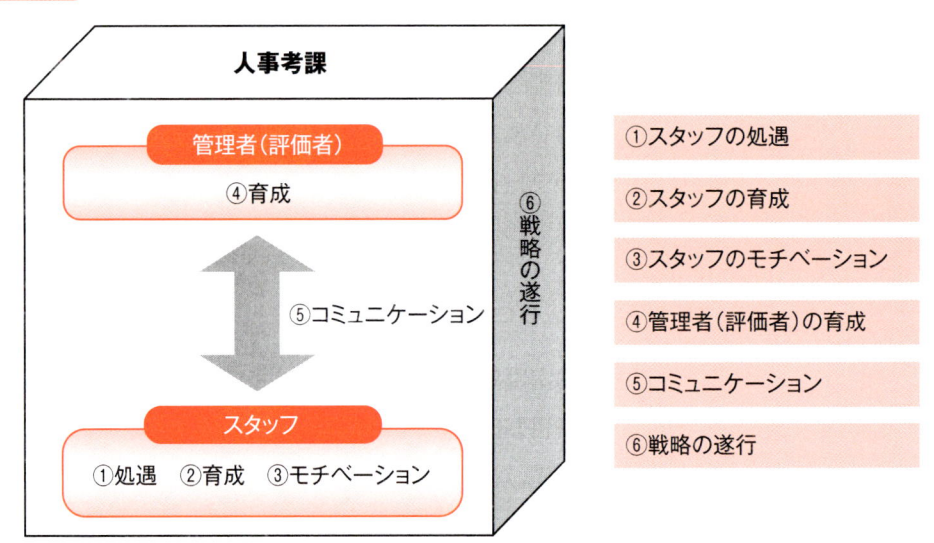

1 スタッフの処遇

評価制度は人事制度を構成する要素の一つです（→ p.21、**図表2-1**）。評価制度を効果的に活用するためには、職員区分や給与制度と連動させながら制度設計を行うことが望ましいです。具体的には、等級ごとに適切な評価項目を選定し、評価結果に基づいて賞与を決定するなどのプロセスが存在します。

管理者が評価を行うことで「評価結果」が生まれます。この結果は、能力の向上や業績の達成、未達成などを示し、その後の給与や賞与、昇進、昇格といった処遇に反映させることができます。

2 スタッフの育成

評価には明確な「評価基準」が存在し、評価段階が設定されています。評価制度と評価項目があることで、スタッフの能力の向上度合がより明確になります。達成しようとする意欲が高まり、このプロセスが結果的に育成につながります。

③ スタッフのモチベーション

評価制度によって、管理者はスタッフをしっかりと観察するようになります。スタッフにとっては「上司は自分を理解し、見守ってくれている」と感じ、承認欲求が満たされることでモチベーションが向上します。

④ 管理者（評価者）の育成

評価は管理者に求められる大切な役割の一つです。管理者には部下を評価する責任があり、評価権限を持っています。この評価権限は部下に委譲することのできないものでもあります。なぜなら、評価には必ず説明責任がついて回るからです。そのため、管理者自身の観察能力、指導能力、評価能力を高めることが必要であり、そのことが管理者の育成にもつながるのです。

⑤ コミュニケーション

評価制度には面接がつきものです。中間評価や期末評価時の面接に加え、目標管理制度では目標設定面接も加わります。これらの面接に加え、管理者は日常的にスタッフに対してフォローやサポートを行い、タイムリーにコミュニケーションを取る必要があります。評価制度の導入により、部署内のコミュニケーションが活性化します。

⑥ 戦略の遂行

評価制度に設定されている各項目は、病院や看護部がスタッフに期待する要件を表したものです。特に目標管理制度は、組織目標と個人目標の連携を狙ったものであり、まさに戦略的なツールと言えます。目標管理を実施することで、戦略が遂行されます。

＊　　　＊　　　＊

このように、評価にはさまざまな目的がありますが、最終的には組織の生産性を高めることを目指しています。評価制度は人的資源を活性化し、組織の成果を最大化するための重要なツールと言えるでしょう。

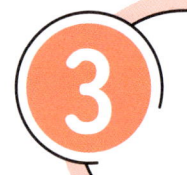

3 評価制度の種類・側面・守備範囲

評価制度にはいくつかのタイプがあり、それぞれに長所と短所があります。**図表2-10** に整理しておきます。

図表2-10 評価制度の類型と長所・短所

①到達度評価	・事前に決めた基準に対する到達度を評価する ・評価結果の透明性が高く、契約合理性がある ・評価基準設定が横通しされにくいのが欠点
②認定評価	・権威者の固有の基準に照らして評価する 　（例：芸術コンクールの審査） ・多様な評価対象を同じ基準で評価できる ・権威者の主観的評価に陥る懸念があるのが欠点
③進歩度評価	・前回実績を基準にして増減幅（率）を評価 　（例：売上高などの前年同期比） ・評価結果が努力の手応えと一致しやすい ・評価の視点が限定されるのが欠点
④位置づけ評価	・特定集団内での個々人を比較して序列を評価する 　（例：定員が決められている大学入試） ・異なる集団間でも同じ評価基準が適用できる ・集団間の差異の反映の仕方で納得性が左右されるのが欠点

1 到達度評価

到達度評価は、事前に定められた基準に基づいて到達度の評価を行う制度です。主な例としてラダー評価や目標管理制度がこのタイプに属します。評価項目と評価段階が明確に設定されており、評価基準も期初に明示されるため、契約合理性があると言えます。しかし、到達度評価は評価基準が横通しされにくいため、評価者の適切な訓練が必要です。

② 認定評価

　認定評価は、権威者の固有の基準に基づいて行われる評価制度です。例えば、権威者の名前が冠につく「○○賞」などの芸術コンクールがこのタイプに該当します。多様な評価対象が一つ（一人）の基準で評価されますが、主観的な判断に偏りやすいというデメリットがあります。

③ 進歩度評価

　進歩度評価は、前年や前回と比較して評価する方法です。例えば、昨年のインシデントの数や病床稼働率などを基に評価します。この評価方法は、努力した手ごたえと一致しやすいですが、当年の計画や予算との比較が行われないことがあります。また、スタッフの数や部署を取り巻く環境の変化を無視して単純に前年と比較してよいのかという懸念が残ります。

④ 位置づけ評価

　位置づけ評価は、順位を重要視する評価方法で、特定の集団内で個々を比較して順位を決定します。大学入試などが典型的な例で、定員 80 人の場合、80 番目が合格、81 番目は不合格となります。賞与評価などで上位 3 人を S 評価とする際も、順位が基準となります。

　ただし、各部署での上位者を選出する位置づけ評価は、組織メンバーのレベル構成がほぼ同じ場合に有効です。例えば、「認定看護師室」という 10 人の部署があるとします。メンバー 10 人全員が優秀で 90 点クラスである場合、90 点の評価でも順位をつければ 10 番目になります。他の病棟の 10 番目よりも圧倒的に優秀であったとしても、順位によって高い評価が受けられない可能性があるためです。

4 評価制度の特徴

　評価を実施する際には、「何」の「どの部分」を評価するのかを明確にすることが非常に重要です。評価制度は「人」を評価するものだと思い込んでいる方も多いと思われますが、実はそれだけではありません。「仕事そのもの」を評価する制度もあります。仕事を評価する制度は一般企業で広く使われています。

　また、人を評価する場合でも、その人にはさまざまな側面があります。そのため、それぞれの側面に応じた評価制度が存在しています（**図表 2-11**）。

図表2-11 評価の側面と守備範囲

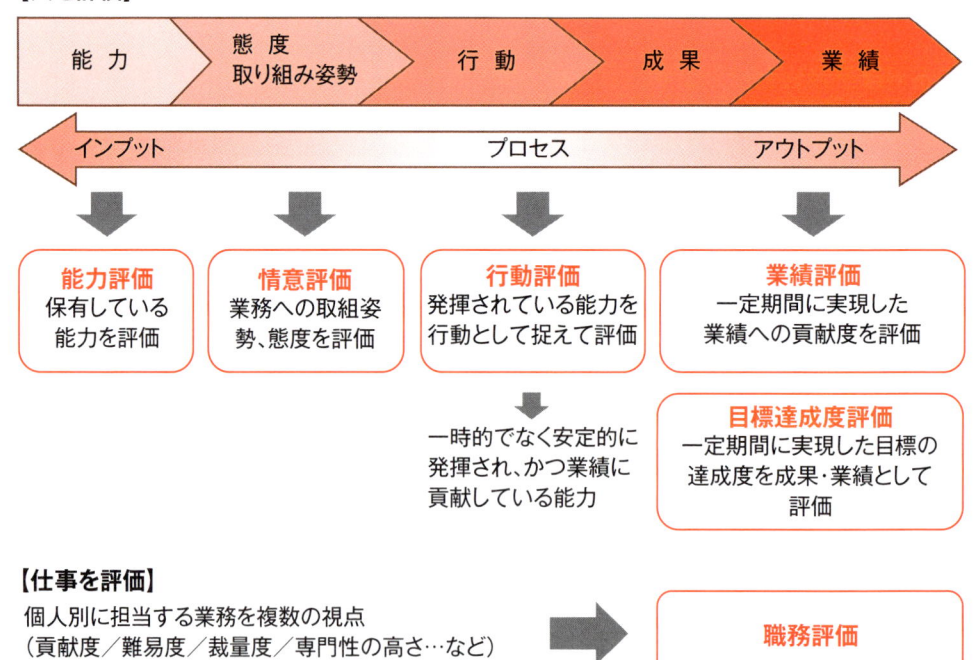

【人を評価】

能　力	態　度 取り組み姿勢	行　動	成　果	業　績

インプット　　　　　　プロセス　　　　　アウトプット

能力評価 保有している 能力を評価	**情意評価** 業務への取組姿勢、態度を評価	**行動評価** 発揮されている能力を行動として捉えて評価	**業績評価** 一定期間に実現した業績への貢献度を評価

一時的でなく安定的に発揮され、かつ業績に貢献している能力

目標達成度評価 一定期間に実現した目標の達成度を成果・業績として評価

【仕事を評価】
個人別に担当する業務を複数の視点
（貢献度／難易度／裁量度／専門性の高さ…など）
により評価する　　➡　**職務評価**

人を評価する評価制度

　人が業務を遂行するにあたっては、知識やスキルを習得し、行動し、結果を出していきます。その一連のプロセスのどこを評価するかによって評価制度が異なります。人を評価する評価制度は、一般的に「能力」「態度・取り組み姿勢」「行動」「成果」「業績」の側面に分類されます。

① 能力評価

　能力評価は、対象者が保有する能力を評価する制度です。能力は「知識」と「スキル」に分類され、これらは頭の中や身体の中にインプットされるものです。「潜在能力」という言葉があるように、能力は表面的には「見えない」ため、評価が最も難しいのです。この「見えない」能力は客観的な評価がしづらく、推測や憶測など評価者の主観が入り込みやすくなります。主観が強くなると客観性が失われ、公正な評価が難しくなります。そのため、「能力評価」は評価者が最も評価エラーを起こしやすいのです。

　能力評価制度を設計する際には、評価エラーが起こらないようにするための工夫が求められます。他人の知識がどのように蓄積されているかを観察するだけでは評価できませんので、知識やスキルを可視化する必要があります。例えば、ペーパーテストや口頭試問、スキルチェックを実施するのは、知識やスキルを可視化し、客観性を持たせることで公正に評価するためです。可視化されない能力は、実態が見えないがゆえに評価の根拠が乏しくなり、結果的に年功評価に陥ってしまうケースも少なくありません。

　看護師は国家資格を持つ専門職ですので、臨床実践能力に代表される能力評価はさまざまな場面で使われます。そのため、能力評価は極めて重要と言えますが、主観が入りやすく、最も難しい評価であるともいえます。

　能力評価では、「知っている」ことや「できる」ことが評価の対象となりますが、外から見える「行動（顕在化した能力）」と評価の側面が異なる点に注意が必要です（**図表** 2-12）。「知っている」ことと「実際に行動している」ことは異なります。知識やス

キルは外から見えにくいため、「知っているだろう」「できるだろう」という評価エラーが起こりやすくなります。評価者には、「能力」をテストなどで可視化し、公正な評価を心がける努力が求められます。

図表2-12 潜在能力と顕在化した能力

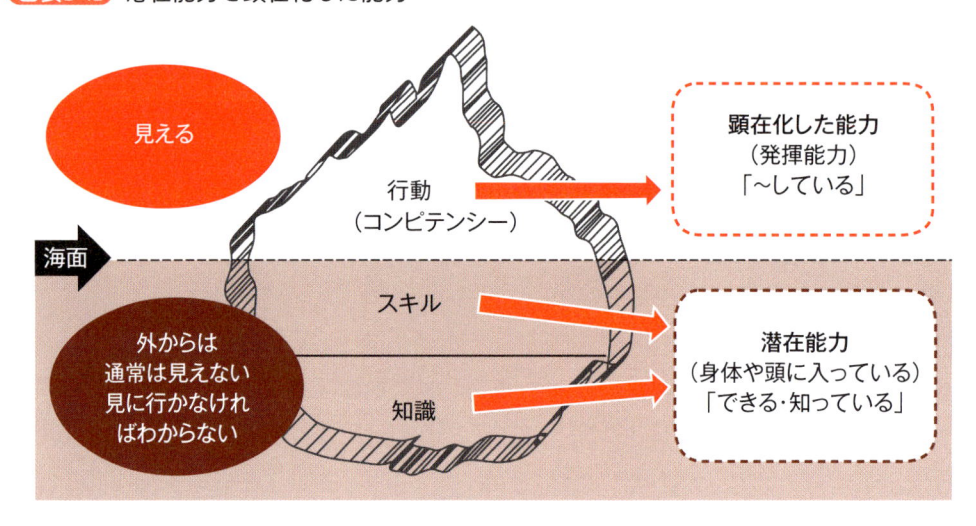

見える

行動
（コンピテンシー）

海面

外からは
通常は見えない
見に行かなけれ
ばわからない

スキル

知識

顕在化した能力
（発揮能力）
「〜している」

潜在能力
（身体や頭に入っている）
「できる・知っている」

② ラダー評価（クリニカルラダー・キャリアラダー）

❶ ラダー評価の考え方

　多くの病院で実施されているラダー評価は、看護実践能力を評価する制度です。看護師として働く限り、知識とスキルは常に求められ続けます。看護師にどのような能力を求めるかは、それぞれの病院で定められ、人事制度や評価制度として整備されます。能力は原則として蓄積していくものであり、その発達段階を病院側が定める必要があります。その代表的な制度が「クリニカルラダー」や「キャリアラダー」です。

　「ラダー」とは、"はしご"という意味です。キャリアラダー制度を設計する際には、さまざまな職務を大まかに分類し、難易度に応じて複数の段階に細分化することが求められます。このようにして職員の等級を能力に基づいて区分するのです。このプロセスは、人事制度の3本柱の一つである「職員区分」に該当します（→ p.21 参照）。

　各段階においては、担当する職務内容や必要な能力（知識・スキル）を明確に定義

します。そして、下位ラダーから上位ラダーへ、まさに"はしごをのぼる"ようにキャリアを着実に向上させるための道筋と、能力開発の機会を提供するしくみを構築します。

　ラダーの考え方は、1970年代のドレイファス兄弟が人間の技能習得やそれを極める過程について研究した「ドレイファスモデル」に由来しています。その後、看護師のラダーとして、パトリシア・ベナーの看護実践能力技能習得モデルが最初に考案されたと考えられています。ベナーは、看護実践能力によって看護師を「初心者」から「達人」の5段階に区分しました。皆さんはすでにご存じかもしれませんが、確認の意味も込めて**図表2-13**にベナーのモデルを示しておきます。

図表2-13 パトリシア・ベナー「看護論」看護実践能力技能習得モデル

レベル	看護実践能力技能習得モデル
Ⅰ（初心者）	原則論に則った行動をし、柔軟性がない。
Ⅱ（新人）	実践可能なレベルに到達し、繰り返して起こる意味のある状況的要素に着目する。プリセプターの指導を受けながら原則を作り、属性と局面の両方から行為を導くことができる。
Ⅲ（一人前）	長期目標や計画を立てて意識的に行動を行うようになる。さらに、看護の場面において統率力を発揮でき、多くの偶発的な出来事に対処し、管理する能力を持っている。
Ⅳ（中堅）	状況を全体と捉え、自分の行動を規定するのに確率を用いる。
Ⅴ（達人）	状況を直観的に把握し、問題領域に正確にねらいを定める。

　ラダーは能力の発達段階を示したものであり、人事制度や教育制度の観点では、能力で職員を「区分」するためのツールです。特に看護職においては、新人看護師からエキスパートナースへと段階を踏んで臨床実践能力を育成し、評価するためのシステムとなります。ラダーの段階の数は経営者や管理者によって決定されます。看護師国家試験を経て看護師資格を得れば、新卒者でも60歳でも「看護師」に変わりありませんが、その看護師を、病院や看護部が期待する能力レベルに基づいて区分します。

　日本看護協会は、従来の「看護師のクリニカルラダー（日本看護協会版）」（＝ JNAラダー）で示していた「看護の核となる実践能力」を拡張し、新たに「看護実践能力習熟段階」を公表しました。看護師に必要な看護実践能力として、「専門的・倫理的・法的な実践能力」「臨床実践能力」「リーダーシップとマネジメント能力」「専門性の開発能力」という4つを示しています。日本看護協会は、この4つの力を基盤に看

護実践能力を着実に身につけてもらうことを期待し、5段階で各能力の習熟段階（ラダー）を設定しています（**図表 2-14**）。

図表2-14 **看護実践能力の習熟段階（ラダー）**

段階	各段階の定義
新人	必要に応じ助言を得て実践する
I	標準的な実践を自立して行う
II	個別の状況に応じた判断と実践を行う
III	幅広い視野で予測的に判断し実践を行い、ロールモデルとなる
IV	より複雑な状況において創造的な実践を行い、組織や分野を超えて参画する

公益社団法人日本看護協会. 看護師のまなびサポートブック. 2023.
(https://www.nurse.or.jp/nursing/assets/publication/pdf/guideline/support-learning-guide-all.pdf) を参考に筆者作成

また、病院の規模によっては、5段階ではなくベナーのモデルを参考にして「新人レベル」「一人前レベル」「中堅レベル」「達人レベル」の4段階に設定している看護部もあります。

❷ ラダー制度運用の現状

キャリアラダーは能力を基軸とした職員区分であり、人事制度においては「職能（職務遂行能力）等級制度」に該当します。しかし、職務遂行能力と経験年数は極めて密接に関連しているため、職能等級制度とは名ばかりで、実際には年数に応じて等級やランクが上がる年功的な運用となっているケースも散見されます。

また、病院の人事制度とは別に、看護部独自にラダー制度を構築し、ラダー評価を実施している病院が多く見られます。さらに、看護部の全員に適用するのではなく、希望者のみを対象にしてラダー評価を実施しているところも存在します。この場合、ラダー評価を教育・育成にのみ活用すると決め、スタッフに強制するのではなく、自主的に活用してもらうスタンスを取っていますが、その結果、看護部内でラダー評価を受けるスタッフとそうでないスタッフが混在することになり、マネジメントや育成ツールとしてのラダー評価制度の効果が大きく下がります。ラダーが上がっても「何も変わらない」「動機づけにもならない」という状況では、ただ自己研鑽をサポートするだけで、管理ツールとしては有効ではなくなってしまいます。これからラダーを導入する場合には、人事制度に位置づけるか、スタッフ全員に説明し、全員に適用するようにすることが望ましいです。

　一部の医療機関では、「部署別ラダー」を設定しているところも見られます。これは、手術室やICUのスタッフに求める能力をより細分化したもので、抽象的な評価項目ではなく、各部署で必要とされる専門知識やスキルを具体的な評価項目として制度に組み込んでいます。

③ ラダー制度のメリット

　ラダーを設定するメリットは、第一に教育がしやすくなる点が挙げられます。さまざまな能力レベルのスタッフを一緒に教育する場合、能力のばらつきが原因で研修の効果が薄れることがあります。例えば、容易にできてしまうスタッフもいれば、全くできないスタッフもいるため、同じ研修レベルを設定することが難しくなります。もちろん、同じ経験年数のスタッフであっても、個々の能力レベルは異なるため、経験年数別の研修でも一定のばらつきは避けられません。そのため、看護実践能力で分類した基準に基づいて、各段階での標準レベルを設定した上で研修を実施するのが有効です。ラダー制度を活用すれば、各ラダーレベルに対して何をどこまで教えるのか、どこをゴールにするのかを明確にすることができます。常に動いている看護現場では、スタッフを一度に集めて教育を行うことは難しいため、ある程度同じレベルの集団であれば、より効率的な教育が可能になります。

　また、多くの看護単位や部署を抱える病院の場合は、ラダー制度によって各部署のスタッフ能力レベルを把握することができます。例えば、若手が多い部署やベテランが中心の部署では、現場での業務やOJTを実施する上で不都合が生じることがありますが、調整は容易ではありません。しかし、ラダーが明確であれば、看護部は各部署へのスタッフ配置において、ある程度の均一化が可能です。また、各部署でのラダー構成を参考にして異動や人員配置を考えることもできるでしょう。

　さらに、認定看護師への推薦条件や、主任・師長への任用条件としてラダーを活用することも可能です。また、専門看護師への道を進むためには、特定のラダーレベルに達する必要があるという形での活用もできます。個人にとっては、上のレベルのラダー認定を目指すことが、自身の能力開発や自己研鑽を行う目安にもなるでしょう。

④ ラダー設定のポイント

　キャリアラダーを設定する際には、まず何を目的にラダーを設定するのかを明確に考えることが重要です。例えば、「看護の質を高める」「人材育成・人材開発」「看護の質を評価する」といった目的や、また、「認定看護師受験資格や昇任の選抜基準に

する」というのも目的の一つとなるでしょう。

　次に、自院が期待する看護師像を明確にしなければなりません。ラダー評価は育成ツールであるため、どのような看護師を育てるかという「あるべき看護師像」を示すことは必須です。地域における医療機関の役割や病院機能がそれぞれ異なるように、あるべき看護師像も医療機関によって異なるはずです。このため、他の医療機関のラダーをそのまま適用することは避けるべきです。

　次に、定めた看護師像に基づいてレベルを設定します。ゼネラリストとしての段階を何段階設けるかを考える際、JNAラダーやベナーのモデルを参考に発達段階を検討します。ここでも、自施設が求める各レベルの具体的な定義を作成することが重要です。例えば、ラダーⅠであれば、「マニュアルに基づき、指導を受けながら基本的な看護実践能力を身につける」といったように、具体的に明文化することが求められます。その後は各レベルに応じた評価項目を設定し、評価方法や運用、活用方法まで考慮していきます。

　なお、経験年数は目安として記述することは可能ですが、あまり影響を受けないよう、あくまで参考程度に留めておくことが望ましいです。

　参考までに、筆者がコンサルテーションを行い、看護部が独自に設定した病院の例（**図表 2-15**）を紹介します。

❸ 情意評価

➊「情意」とは

　情意評価は、仕事に対する態度や取り組み姿勢を評価するための制度です。代表的な評価項目には「積極性」「協調性」などがありますが、これらは病院や会社によって異なります。一般的には、欠勤や遅刻、早退といった勤務態度や職務に対する姿勢が評価されます。こうした評価は、スタッフの日頃の言動をしっかり観察することで具体的に見えてきます。

　情意評価は、新入職員や若手職員に対してよく使用される一方で、管理職に対しては設定されていないケースも多く見受けられます。これは、管理職には情意評価の要素を求めないというわけではありません。管理職であれば当然身につけているものとして、あえて評価項目から外しているからです。言わば、管理職にとって情意は「卒業項目」と考えられます。

図表2-15 看護部が独自に設定したラダーレベルの例

レベル	参考経験年数／役割・職務	定義（看護実践能力）（学習・教育・研究能力）（管理能力）（人間関係能力）
レベル I（初心者）	**新卒看護師**	・マニュアルに基づき、指導を受けながら、基本的な看護技術を安全に実施することができる ・指導を受けることにより、自己の学習課題を見つけることができる
レベル II（中級）	**卒後2年目**	・正確で安全に看護を実践するために、基本的看護の知識・技術・態度を深められる ・自己の学習課題達成に向けた学習ができる
レベル III（一人前）	**3～5年目** ・プリセプター ・リーダー	・受け持ち患者の個別性を踏まえた看護が実践できる ・チームリーダー的役割や責務を認識し、遂行できる ・自己の学習課題に主体的に取り組む
レベル IV（中堅）	**5～10年目** ・リーダー ・アソシエイト ・臨床指導者	・予測を踏まえた看護判断と、長期展望に立った看護が実践できる（単位における役割モデル） ・部署内のリーダーシップと臨床に根付いた看護研究活動が実践できる ・単位の教育的活動において、指導的役割を発揮できる
レベル V（達人）	**8年目以上** ・臨床指導者 ・新人教育担当者	・倫理的かつ実践的知識を統合して卓越した看護を実践し、所属部署を越えてリーダーシップを発揮できる ・熟練した看護技術の提供、スタッフへの指導・教育ができる ・組織的な教育・研究活動を主体的に実践できる

　「情意」という言葉は、皆さんにはあまり馴染みがないかもしれませんが、情意とは「思い」「気持ち」を指します。組織内でこの「情意」を評価する場合、「仕事に対する思い」、すなわち「取り組み姿勢」や「執務態度」がその評価の対象となります。

❷ 情意評価の項目

　では、具体的にどのような姿勢や態度が挙げられるでしょうか。管理者は、「今年の新人は積極的に仕事に取り組んでいる」「2年目のAさんは協調性があるね」「今年異動してきた5年目のBさんは責任感が感じられる」といった会話をしたことがあるはずです。この会話に出てきた「積極的」「協調性」「責任感」が情意評価の要素に該当します。

　また、勤怠管理を厳密に行いたい場合にも情意評価が活用されます。遅刻や早退はタイムカードで客観的に評価できますが、職場にはさまざまな規律があり、これらを

遵守させたい場合に「規律性」などの評価項目が必要となることもあります。さらに、倫理性を徹底したい場合には「倫理観」といった評価項目が設定されることもあります。医療界で働く上で倫理意識は重要であり、職員に対して「医の倫理」「職業倫理」「生命倫理」などの遵守を求めるケースも多いです。

情意評価において何を評価項目とするか、どのような着眼点で評価するかについては、経営や管理の側が「職員に何を期待し要求するか」に基づいて決定されます。

筆者は以前、ある企業で人事評価制度構築コンサルティングを行った際、社長から「うちの社員は遅刻が多いから、管理者も含めて全ての階層で規律性を評価項目に絶対に入れてほしい」と依頼されたことがあります。これは、「うちの会社では遅刻は厳禁である」という規律を、評価制度を通して全社員に求める意図が表れています。**図表 2-16** に、情意評価においてよく見られる評価項目を 10 項目挙げておきます。

図表2-16 情意評価項目例

責任性	創造性	自主性	協調性	判断力
規律性	積極性	向上心	倫理観	実行力

④ 行動評価

① 行動評価の考え方

行動評価は、能力が発揮されるときにその行動として現れるという考え方に基づいています。ここでの「行動」とは、顕在化した能力や実際に発揮される能力を指します。この能力は、「たまたまできた」というような一時的なものではなく、安定的に反復再現できるものである必要があります。つまり、どんな状態でも常に確実に行える行動が完全に身についていると考えられ、その人の実力を反映すると言ってよいでしょう。

ペーパーテストや手技のテストで 100 点を取ったからといって、その知識やスキルが現場でも発揮されなければ、「能力がない」と評価されます。例えば、「私は不整脈のことはよく知っています」というスタッフが心電図の波形のペーパーテストで満点を取っても、実際に現場で心電計のアラームが鳴り PVC 連発の波形を示している状況で、見ているだけで何も動けないとしたら、どうでしょうか。現場で何も行動できなければ、行動評価においては「能力がない」と評価されます。行動に現れていな

い以上、豊富な知識を持っていても高い評価は得られません。行動評価と能力評価の違いをしっかり理解しておく必要があります。

　行動評価は、「能力が発揮された状態が行動に現れる」という前提で、顕在化された能力を評価する制度です。豊富な知識や卓越したスキルを持つことは重要ですが、それが実務に活用できていなければ、それは「行動していない＝能力を有していない」となります。知識やスキルなどの見えない能力は発揮すれば行動として可視化でき、それを「発揮能力」と捉えて評価するのが行動評価です。さらに、その行動はどんなときでも発揮できており、安定的に反復再現できていることが求められます。再現できるということは「能力が完全に身についている」ことを示し、実力に等しいと言えます。偶然できたことは再現性に乏しく、身についていない、行動できていないと捉えられます。

　臨床現場の専門職である看護師がスキルや知識を学ぶ目的は、患者さんに対してケアを実践するためです。しかし、知識が豊富な看護師が必ずしも質の高いケアを実践できているとは限りません。また、スキルを持っていても現場では何も行動せず、若手に指示するだけの口達者なスタッフもいるかもしれません。行動が伴わない限り可視化できないため、その能力を発揮しているとは言えないのです。行動評価では、知識やスキルを看護実践行動に結びつけていない看護師は「能力（発揮能力）がない」と見なされることになります。そのため、観察が非常に重要です。

❷ 行動と成果の関係

　実際の業務や個人目標においては、「頑張って行動しても成果につながらない」こともあります。初めて取り組む業務だったり、難易度が高かったり、途中でイレギュラーな事態が起きたり、成果に至る前に外部環境が変化したりと、さまざまな要因が絡み、行動が成果に結びつかないケースがよくあります。このような場合、行動評価制度があれば、成果は出なくてもその過程での「頑張った行動」を評価することが可能です。一方で、成果だけで評価する組織もあり、そのような組織では行動評価制度そのものが存在しません。どんなに頑張っても認められず、評価されないとなると、皆さんはどう感じるでしょうか。もちろん評価のためだけに仕事をしているわけではないですが、承認されないことでモチベーションが下がり、あきらめにつながることも考えられます。

　行動は成果（アウトカム）につながるプロセスであることから、行動評価を「プロセス評価」と表現することもあります。組織的に「ストラクチャー - プロセス - ア

ウトカム」というフレームワークに馴染んでおり、「プロセス – アウトカム」という表現に違和感がない場合は、「プロセス評価」と呼ぶ方が受け入れられやすいでしょう。もちろん、呼び方は異なっていても行動＝プロセスであり、本質には違いはありません。

5 コンピテンシー評価

コンピテンシー評価は、院内で高い業績を上げている優秀な人材の行動を詳細に調査し、それに基づいて具体的な行動特性（＝コンピテンシー）を評価基準とする制度です。評価の側面で分類すると、行動評価の一つに位置づけられます。

この評価制度は、「高い業績を上げている人と同様の行動を取れば、全ての人が高い業績を上げられるはず」という前提で設計されています。

1 コンピテンシーとは

コンピテンシーとは、一般的に高業績者の行動特性を指します。特定の職務に必要な知識や技能、価値観などの細分化された能力ではなく、それらをまとめて一つの特性として捉えられ、仕事の成果に直接影響を与える特性を意味します。

コンピテンシーの考え方は、ハーバード大学の心理学者 D.C マクレランド教授とアメリカ国務省らのグループによる調査から生まれました。「高い業績を残す人材には、学歴や知能とは関係なく、対人感受性などの共通した行動特性がある」という結果が得られ、コンピテンシーが注目されるようになりました。その後、多くの研究を通じてコンピテンシーモデルが発展し、21 のコンピテンシー（**図表 2-17**）が 80％以上のモデルに対応できるという結論が得られています。コンピテンシーモデルは、実務で活用するために構築されたものです。

図表2-17 21のコンピテンシー（ボヤティス）

領域	項目
目標・行動の管理	①効率性志向、②主体的行動、③分析的概念の活用、④インパクトへの関心
リーダーシップ	⑤自信、⑥プレゼンテーション、⑦論理的思考、⑧概念化
人的資源管理	⑨社会的影響力、⑩敬意、⑪グループ管理、⑫自己評価
ディレクション	⑬教育、⑭影響力、⑮自発性、⑯セルフコントロール
対人志向	⑰客観的認識、⑱適応性とスタミナ、⑲親密な関係への関心
専門知識	⑳専門知識、㉑関連知識・知識の応用

その後、スペンサーらが尺度付き標準コンピテンシーディクショナリーを開発し、広く普及しました。

しかし、コンピテンシー評価については、実は定まったものはありません。コンピテンシーの定義すら学者によって解釈が大きく分かれています。単に他の真似をするのではなく、自施設の実情に最も合致するように定義を設定し、評価の項目や着眼点を設定して導入することが求められます。そのためには、十分な議論を経てからの導入が望まれます。**図表2-18** に、ボヤティスが描いたコンピテンシー概念図を示します。

図表2-18 コンピテンシー概念図

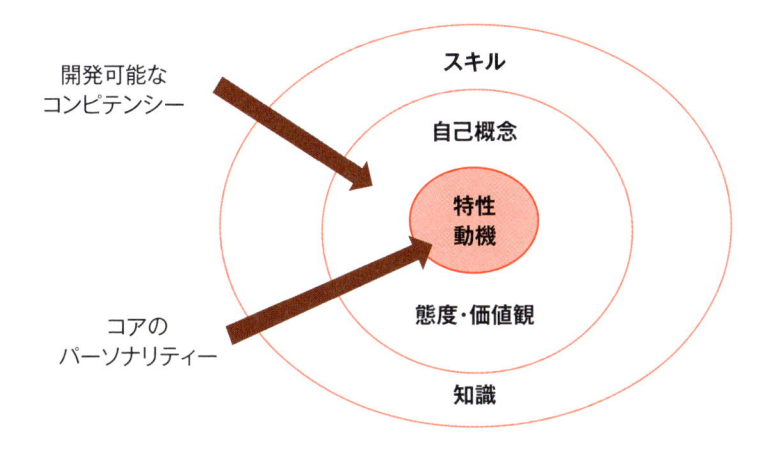

② コンピテンシー評価の設定と運用

コンピテンシー評価は、高業績を上げている優秀な人材の行動特性を詳細に調査し、それを評価の基準とする制度です。具体的には、成功している人がどのような行動をとっているのかを分析し、同じ行動を他の職員が実践すれば、彼らも高い業績を達成できるという前提で評価項目が設定されます。

しかし、看護界では高業績者を単に分析するというよりも、病院・看護部が看護管理者に求める行動特性を定義するアプローチの方が一般的です。そして、これらは管理者教育や評価に活用されています。

かつて、アメリカの企業がコンピテンシー評価を導入する際には、次のような課題がありました。

①職種や等級（ラダーレベル）ごとに詳細なコンピテンシーを設定し、維持・更新するためには膨大な労力が必要となる。

②コンピテンシー項目が膨大になり、その評価に多大な労力がかかる。

③高業績者（ハイパフォーマー）の具体的な行動特性（過去から現在までの行動特性）をトレースすることが、全職員のパフォーマンス向上につながるのか疑問視される。

行動特性には可視化できる部分とそうでない部分があり、開発が容易なものもあれば難しいものもあります。これらの課題を理解した上で制度を構築し、運用することが求められます。

③ 看護管理者に期待する能力

改めて病院が看護管理者に何を期待するか、すなわち必要な能力について考えてみましょう。管理職に必要とされる能力やスキルについては、ハーバード大学のロバート・カッツ教授が提唱した「カッツ・モデル」が有名です（**図表 2-19**）。このモデルでは、マネジメントに必要なスキルを以下の３つに分類しています。

◆①テクニカル・スキル（業務遂行能力）

業務を遂行する上で必要な知識やスキルのことです。この能力は職務遂行能力とも言われ、職務を遂行する上で必要となる専門的な知識や業務処理能力を指します。この能力は職務内容によって異なり、特に若手（低位）のマネジャーにとって重要とされています。

◆②ヒューマン・スキル（対人関係能力）

人間関係を管理する能力で、相手の言動を観察・分析し、目的を達成するためにどのようなコミュニケーションや働きかけが効果的かを判断し、実行できる能力です。この能力は単なるコミュニケーションではなく、「目的に向かって」相手や集団に働きかけ相互作用していく力で、具体的にはリーダーシップ、コミュニケーション、ファシリテーション、コーチング、プレゼンテーション、交渉力、調整力が挙げられます。

◆③コンセプチュアル・スキル（概念化能力）

周囲で起こっている事柄や状況を構造的・概念的に捉え、問題の本質を見極める力です。具体的には論理思考力、問題解決力、応用力などが挙げられ、抽象的な考えや物事の大枠を理解することが重要となります。

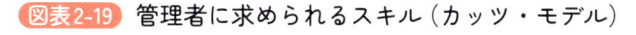

図表2-19 管理者に求められるスキル（カッツ・モデル）

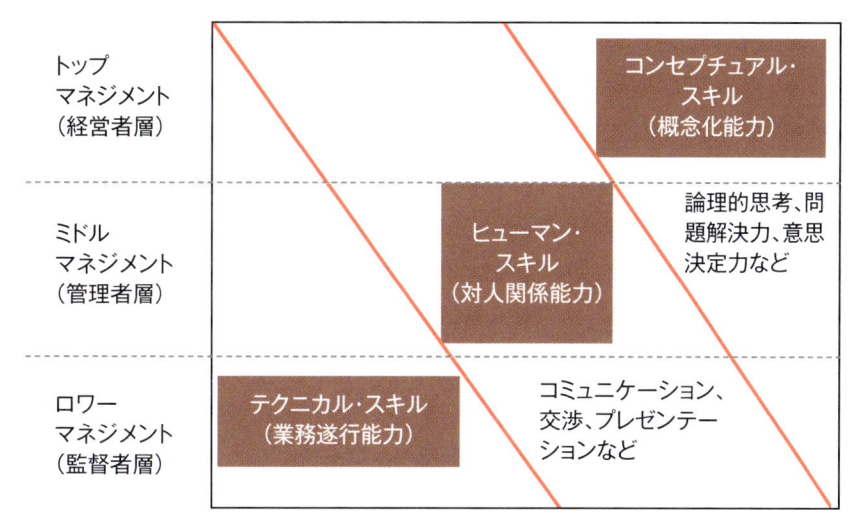

この3つのスキルとマネジメントレベルには関係性があり、低い層ではテクニカル・スキルが特に重要視され、マネジメントレベルの階層が高くなるにつれてヒューマン・スキルやコンセプチュアル・スキルの重要性が増すと考えられています。これらの能力項目を吟味し、管理者のコンピテンシーとして設定するとよいでしょう。

コンピテンシー評価は可視化できる部分は評価がしやすい一方、知識やスキルといった能力は評価が難しい場合があります。また、特性や動機といった「あり方」の部分も開発が難しいところでもあります。さまざまな議論を重ねた上で、制度を設計し、運用しながら自施設に合った形にしていくことが望まれます。

⑥ バリュー評価

病院ではあまり馴染みがないかもしれませんが、バリュー評価は行動評価に分類される評価制度の一つです。企業が事業戦略や経営方針を説明する際、「ビジョン・ミッション・バリュー」というフレーズがよく使われます。最近では、医療機関においてもこの「ビジョン・ミッション・バリュー」を明確に示し、病院の入口などに掲示しているのを見かけるようになりました。企業や組織には、理想とする近未来像（ビジョン）や、使命や存在意義（ミッション）が設定されています。これを実現するために、全社員に「組織人としての行動」を求めます。この具体的な行動基準が「バリュー」とされ、職場での行動は、企業や組織の価値基準に沿って行われます。したがって、

バリューは、企業からのメッセージとも言えます。

　バリュー（価値）とは、「会社や組織が全社的に共有すべき価値基準や行動基準」を指します。企業は社員や職員一人ひとりが大切にするべき価値観を明確に打ち出し、全員がその価値観を理解し、共有し、実践することが求められます。組織によって大切にされる価値基準や行動基準は当然異なります。例えば「高い看護の質」「医療安全」「患者第一」などの行動基準は、間違いなくビジョンやミッションから導き出されるものです。この基準に基づいて職員の行動が評価されます。

　このようにバリュー評価では、まず病院・看護部が職員にどのような行動を期待するかを「価値基準・行動基準」として明文化し、その上で、評価項目を設定していきます。

　筆者が人事制度構築に関わったある会社では、「先見性」「誠実」「多様性」「情熱」「挑戦」の5つのバリューを掲げ、具体的な行動例を示しました（**図表2-20**）。社員には常にこの5つの基準によって行動することが求められ、行動評価項目と共に明記されました。

図表2-20 **5つのバリューと行動基準の例**

Visionary （先見性）	あるべき将来像を描き、そのビジョンと道筋を明確に示して周囲の意欲を引き出し達成に導くこと
Integrity （誠実）	明言された約束を守り、裏表のない行動をし、どこでも誰とでも常に高い倫理観を持って接すること
Diversity （多様性）	性別・年齢・国籍・勤務経験などの違いを受け入れ、尊重し、その多様性を活用してより良い成果を生み出すこと
Passion （情熱）	取り組んでいることに集中してエネルギーを注ぎ、成功するまで強い意志を持ち続けること
Challenge （挑戦）	いかに困難であっても強い意図を持って新しいことに果敢に挑み、創意工夫をして未来を切り拓くこと

❼ 成果評価

　行動の結果は、成果として現れます。この成果を評価する制度が「成果評価」と呼ばれ、いわゆるアウトカムやアウトプットが評価の側面です。結果には良い結果もあれば、悪い結果もあります。どれだけ能力を発揮して行動しても、成果につながらないケースもあります。逆に、追い風が吹いてたまたま良い結果が得られることもあります。このように、成果には運不運がつきものです。

　基本的に、成果評価は「頑張って行動すれば結果につながるはず」という前提の制

度ですが、実際には頑張っても、その期中に成果が出ないこともあります。それでも、成果評価では結果がそのまま評価の対象になります。決して「頑張り」を評価してはいけません。

8 業績評価

　成果が積み重なることで「業績」となります。業績評価は、アウトカムに焦点を当てており、何を業績とするかは組織によって異なります。多くの組織では、成果と業績を合わせて指標を設定していますが、両者の線引きはあまり明確でないため、「成果・業績」とひとくくりに考える方がわかりやすいかもしれません。

　業績とは、事業や業務の実施結果であり、業績評価は一定期間で実現した業績を評価するものです。管理者は業務を遂行し、マネジメント行動の結果、部署の成果を上げ、組織全体の業績につなげます。業績には、組織の業績だけでなく個人の業績もあり、どちらも評価の対象とする病院もあります。ただし、何をもって業績とするか、どの業績を重視し高く評価するかについては病院ごとに異なります。

　一般企業では、売上や利益、シェアなど業績評価の指標が多いため、何を重視して評価対象とするか人事部門と事前にすり合わせて設定します。医療機関の場合も、「患者満足度点数」「病床稼働率」「平均在院日数」など多様な視点から業績項目を決定し、重視するものを決める必要があります。決定後は、各組織において何を成果・業績とするかを職員間で共通理解することが重要です。共通理解がない状態で漫然と業績について議論してもかみ合いません。何を業績とするかという項目はまさに、管理者がスタッフに「期待し要求する」ものです。

① 業績評価指標

　業績評価指標は、病院独自に設定することが求められます。ベンチマークにするという観点では、各種団体や病院が定めている医療の質評価指標や、日本看護協会が行っている労働と看護の質向上のためのデータベース（DiNQL）事業の評価指標から、特に結果項目が参考になります。

② 個人業績

　個人業績は、被評価者が管理者かどうかによって捉え方が異なります。例えば、看護管理職である病棟管理者は、病棟運営にかかる数値や指標が成果として挙げられま

す。これは一般企業の管理職における考え方と同様で、組織長である管理者の個人業績は、組織業績とほぼ同等となります。これらは数値で表わすことができるもの、つまり病院経営に直結するものです。具体的には、「病床管理」「患者管理」「看護の質（褥瘡、安全、感染、看護）」「患者満足度」「人的資源・勤務管理」などに関わるものが挙げられます。これらをさらに細かく分類して項目を設定するとよいでしょう。

　スタッフナースの場合は、自身の業務や能力開発の結果が成果となります。ただし、単に外部研修に参加しただけでは成果とは言えず、その知識やスキルを業務に活かして能力を発揮し、病棟の業務を通して成果や業績に直結させる必要があります。研修を受けただけでは自己啓発にすぎませんから、面接をする管理者は注意が必要です。例えば、マニュアルの作成や後輩指導、業務改善などは、成果や業績につながる具体的な行動となります。また、通常業務の遂行自体は単なる行動であり、それだけでは業績にはなりえません。業績評価では、通常業務の実施を評価するのではなく、行動した結果のアウトカムや達成した状態を評価するのです。

❸ 業績評価の運用

　業績評価では、原則として結果のみを評価するため、その過程や業務プロセスは評価の対象外です。プロセスでどんなに頑張ったとしても、最終的な結果が伴わなければ良い評価は得られません。業務遂行には追い風や向かい風がつきものですが、その影響で思った以上の成果が出たり、出なかったりしても、その結果どおりに評価するのが原則です。

　しかし、結果が全てとなると、人はすぐに結果が出るものに注力しがちです。仕事にはさまざまなものがあり、中長期的に成果が出るであろうと期待できる業務だったとしても、1年単位での業績評価では取り組み自体を躊躇してしまう可能性もあります。気づけば目先の成果しか考えない職員ばかりになっていた、ということのないように注意が必要です。業績評価を導入する場合、病院側としてはどうしても処遇に反映させたくなるものですが、その運用が本来の趣旨を損なわないよう配慮する必要があります。

　業績を評価するためには、指標が計測可能であることが不可欠です。評価指標は、可能な限り数式で明確に定義しておく必要があります。数式があれば、経年的なデータ収集が可能になるからです。例えば、「質の高い看護」や「安全な医療」といった抽象的な概念も、具体的に計測できる指標がなければ評価は不可能です。

　評価指標は、できるだけ簡便で継続的に算出できるものがよいですが、「質の高い

看護」のように抽象的な概念については、複数の「質」に関する具体的な指標を設定する必要があります。例えば「患者満足度」「褥瘡発生率」「感染発生率」「平均在院日数」といった複数の指標を用いて、それらを一定のルールで按分したものを当院の「質の高い看護指標」としてもよいでしょう。もちろん、「当院の指標は『患者満足度』の一つでよい」と考えるならば、特定の指標のみとすることも可能です。指標に合理性と納得性があり、計測可能であれば、その内容は管理者の判断で決めてよいのです。

　ドナベディアンの質評価の観点で見ると、原則として「アウトカム」が業績評価の対象です。しかし、新しいものを取り入れる場合においては「ストラクチャーの構築」や「プロセスの構築」も重要な成果と言えます。枠組みやしくみを作ることも十分な成果であり、これらも「業績評価」の対象となります。

　業績は結果であり、その評価自体はそれほど難しくありません。評価基準に沿った評価を行えば、誰が評価しても同じ結果が得られる可能性が高いため、業績評価の場合は「指標」の設定がカギとなります。

❾ 目標達成度評価

　一般企業では、目標管理制度を業績評価のツールとして活用しているケースがよく見られます。目標管理制度はもともとマネジメントツールであり、評価ツールとして作られたわけではありません。目標管理の PDCA サイクルの「C = Check」のプロセスを業績評価に活用しているのです。この背景には、適切な業績評価ツールがあまりないことが考えられます。そのため、業績評価を目標管理制度で代用していると言えるでしょう。

　仕事の遂行結果である成果・業績を「目標」として設定し、その達成度を評価するのが目標管理制度の「目標達成度評価」です。目標管理制度においても、業績評価として活用する評価指標が明確であれば、病院や看護部、病棟の各組織で業績の評価が可能となります。設定した目標が適切であれば、目標達成度、すなわち業績を数値で表すことができます。看護部や部署で共通の評価指標があれば、「看護部全体としての業績は良くなかったが、○○病棟の業績は良好だった」といった部署ごとの評価と比較分析も可能になります。

　部下に目標管理制度を運用する際に最も留意すべきことは、上司と部下との間で目標に関するコミュニケーションを密に取ることです。コミュニケーションをベースにして結果を本人にフィードバックし、改善点を抽出することで、さらに高い目標を設

定し、業績を向上させることにつながります。これにより、部下が主体的にマネジメントに関与することが可能となります。

　評価時には、評価者は設定した目標に対してどうだったかを定められた基準で評価を行います。しかし、個人が設定した目標が妥当かどうか、またそのレベルが高すぎるか低すぎるかの判断や調整は、評価時には行えません。目標レベルの妥当性は、設定時に直属の上司である一次評価者に委ねられます。したがって、目標設定がいかに適切に行われるかが、目標管理制度のカギであると言えます。

　多くの病院で導入されている目標管理制度は、個人や組織の成果目標や業績目標を立案し、それを達成するプロセスを通じて、その達成度を評価する際に利用されています。一般企業においては、成果・業績評価に適切な制度がないため、目標管理制度を代用するケースがほとんどです。

⑩ バランスト・スコアカード（BSC）

　バランスト・スコアカード（BSC）は業績評価ツールの一つです。当初、BSC は民間企業が対象の経営手法と考えられていましたが、財務だけでなく多角的な評価が基本となっているため、非営利企業でも有用であると評価され、医療機関でも普及しました。BSC では、業績を以下の 4 つの視点で評価します。

・財務の視点：職員・株主などの利害関係者に対してどのような結果を提示する必要があるか
・顧客の視点：顧客に何を提示しなければならないのか
・内部プロセスの視点：どのプロセスにおいて優れた成果を上げるべきか
・学習と成長の視点：どのように学習し、改善を図るべきか

　この 4 つの視点は、組織のミッション（存在意義や使命）の達成に結びつくよう、お互いの因果関係を明確にしておく必要があります。

　BSC を用いて成果・業績を評価することにより、「財務の面と直接財務に結びつかない面」「組織の内部と外部からの評価」「短期的な視点と長期的な視点」「過去の実績と将来的な見込み」の 4 点においてバランスの取れた評価が可能になります。

　BSC を作成する上で最も重要なのは、組織体がそもそも何を目指しているのか、その「ミッション」を明確にすることです。「ミッション」は、組織体が達成すべき理

念や付加価値を示します。この「ミッション」を実現するためには、多角的な視点から中長期計画を策定し、具体的な短期計画へと展開し、個別の行動計画を作成することが重要です。

　BSC と目標管理はどちらも業績評価のツールですが、対象などには違いがあります。**図表** 2-21 に比較した表を示しますので、参考にしてください。

図表2-21 BSCと目標管理の違い

手法	管理・評価対象	目標	その他
BSC	組織業績（個人業績には適用しない）	トップダウン	各視点間での因果関係あり
目標管理	個人業績、組織業績	ボトムアップ（＆トップダウン）	個人目標・上位組織目標間の双方向連鎖あり

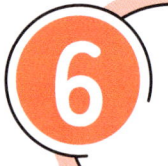

6 仕事を評価する評価制度

1 職務評価とは

　職務評価は、職務の重要度や困難度を測るための評価制度です。これまで述べてきた能力評価や情意評価、行動評価、成果・業績評価などの「人」の側面に関する評価とは異なり、職務そのものを評価します。この「人を評価するのではない」という考え方は、多くの人にとって初めは理解しにくいかもしれません。しかし、職務評価制度は職務・職責を職員区分の基軸とする職務等級制度に付随しており、一般企業の管理職に対して以前から導入されている、非常にメジャーな評価制度の一つです。

　職務評価では、職員が担当する職務を一覧にして評価するため、仕事の量や質と賃金を適切にマッチさせることが可能です。職員区分や賃金制度と連動させることで、難易度の高い仕事や価値のある仕事を担当する職員には、その分だけ高い給与を払うことができるしくみを構築できるのです。

　例えば、A看護師長は病棟師長だけでなく、教育委員会の委員長や病院・看護部のプロジェクトメンバーとしての役割も担っています。一方、B看護師長は病棟師長の役職だけです。この場合、同じ「看護師長」という役職であっても、仕事の大変さを考慮し、A看護師長により高い給与を支払えるのが職務評価制度の特徴です。

　職務は基本的に上司が任じるものであり、一般的には優秀な職員ほど仕事が集中し、さまざまな業務を任され、兼務することが多いです。それでも優秀な職員は、大変であっても与えられた全ての仕事を期限内にこなしてしまいます。そしてこのような仕事ぶりを見た他の職員から、新たな仕事を依頼されることもあります。しかし、職務を評価するというしくみがなければ、どれだけ多くの仕事を任されて大変であっても、給料が変わることはありません。そのため、優秀な職員ほど仕事の幅が広がりますが、「同じ給料なのに、なぜ私だけが」といった不公平感を感じるのではないでしょうか。職務評価制度は、このような不公平感を解消する唯一の評価制度なのです。

　ただし、職務評価には仕事分担の融通性やポスト不足への対応が難しく、職員の「やる気」を向上させにくいという欠点があります。また、職務評価は「仕事基準の評価

制度」であるため、仕事の出来栄えを評価するものではなく、職務そのものの価値を評価する点に理解と注意が必要です。人事制度を構築する際、職員を区分する基軸を「職務」とする場合、職務評価を行うことになります。この基準をもとにした等級制度は「職務等級制度」と呼ばれます。

職務が基準となる人事評価制度の長所として、①職務内容が明確になる、②仕事と賃金がマッチする、③人件費が上振れしにくい、という点が挙げられます。一方で、短所には①融通性が低い、②ポスト不足への対応が難しい、③人事異動がしにくい、という点があります。

職務評価は主に管理者に適用されるケースがほとんどです。これは、管理職の職務や職責が明確であるためです。一方で、スタッフクラスは多岐にわたる業務を行っていますが、職務や職責が必ずしも明確ではないと言えます。

② 職務評価の流れ

職務評価を行う前には、個々の担当職務を洗い出す作業が必要です。この作業は「職務調査」として実施されます。職務を評価し、資格等級を決めるためには、期初に各職員に職務調査を実施することが重要です。つまり、「職務の洗い出し」から「職務評価」、そして「等級への当てはめ」という流れとなります（**図表 2-22**）。

図表2-22 職務調査・職務評価の流れ（評価の観点は例）

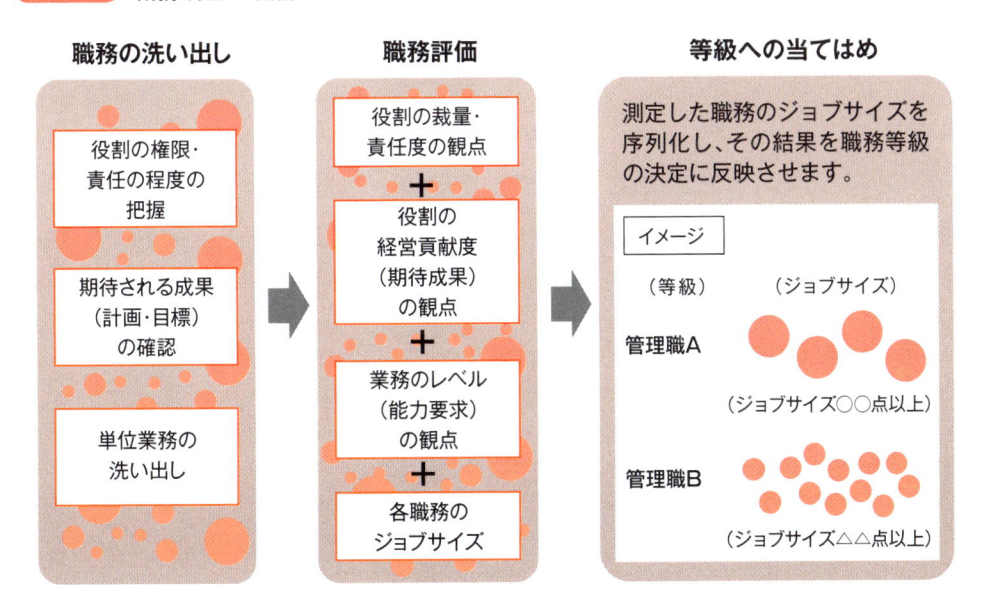

① 職務の洗い出し

　職務の洗い出しは、事前に看護部や各部署で実施するべきです。職務の洗い出しは職務評価には必須ではありませんが、年度ごとに新しい業務が増減するため、管理者として一度は把握しておきたいところです。具体的には、各部署の管理職にどのような業務があるのかを、一覧表として作成しておくのです。

② 職務一覧表の作成

　組織の職務を洗い出した後には、職務評価を受ける職員全員に、自分が担当する職務の一覧表を作成してもらいます。「管理者のみを職務評価の対象とする」という場合は、職務評価は師長と副師長（主任）のみが行うことになります。個人の担当職務の洗い出しは、職務記述書（**図表 2-23**）に記入してもらうことから始まります。

図表2-23 職務記述書

職員コード	No.	業務名	単位業務 （優先度の高い担当業務Best10）	単位業務内容 （単位業務の詳細、関わり方）	ウエイト （計100%）

　職務記述書では、各個人が自分の今年度担当する業務名、単位業務、単位業務内容を記入します。「単位業務」とは、それ以上分業できない最小単位の仕事であり、特定の目的を持った業務を指します。この単位業務は職責の中心となるもので、優先順位が高いものからおおよそ 10 個程度を洗い出して記入します。「単位業務内容」は、その業務の詳細や関わり方（メイン担当かサブ担当か）など補足説明が必要な場合に記入します。「ウエイト」には、自分に課せられたミッションに照らし、記入した単位業務全体を 100％とした場合の重要性の割合を記入します。記入後は、直属の上司に提出して確認してもらいます。職務は上司が任じるものであり、新たに任じる業務や担当から外れる業務の可能性もあるため、上司との確認が必須となります。これを経て、各人の今年度の「職務一覧表」が完成します。

❸ 期初の職務評価

　職務一覧表が完成したら、次にその職務を評価します。この評価は、期初に職務一覧表を確認した直属の上司が行います。他の評価制度と大きく異なるのは、「期初に評価が行われる」という点です。一般的な人事評価は、期末（多くの場合３月末）に行われ、４月から翌年３月までの一年間を評価期間として、仕事に対する取り組み姿勢や能力の発揮度、行動、成果などを観察し、根拠となる事実をもって評価します。

　しかし、職務評価は仕事そのものの価値を評価するわけであり、その仕事を担当する職員の仕事ぶりや出来栄えは評価対象にはなりません。職務評価は、期初に任じた職務の一覧表を根拠として上司が行うものです。

　職務を評価するには、多角的な観点が必要です。筆者はかつて、ある医療機関（X病院）で新人事制度構築コンサルティングを実施し、管理職に職務評価を取り入れました。ここからは、そのケースをもとに解説していきます。

❹ 職務評価項目（X病院の場合）

　X病院では、全職員ではなく管理職者に対して職務評価を導入することを決定し、まず評価項目の検討を行うこととしました。まずは「総合評価」として、大まかにどのような職務を担当しているのかを評価することが必要と考え、項目として採用しました。次に、職務をより分析的に評価するため、「貢献レベル」「責任レベル」「思考レベル」「知識・経験レベル」という評価項目を設定しました。これら５つの評価項目は、それぞれ 20 点満点で、合計 100 点満点としました（**図表 2-24**）。

図表2-24 X病院の職務評価基準

評価項目		点数	評価指標
総合評価	管理・統率・政策調整	20	・経営戦略、経営方針、経営目標に関連する企画・立案業務ならびに高度な渉外業務および決断業務 ・院長あるいは理事クラスの包括的指示を受けて行う政策調整業務および定常的定型、非定型業務の統括と例外事項の処理業務
	企画・調整・指導	16	・高度な習熟、高い判断力を伴う企画、折衝・調整業務 ・上級職の要点指示を受けて行う条件変化の多い定常的非定型業務および管理業務
	立案補佐判断・交渉	12	・当該業務の専門的知識および関連業務の一般知識をもって行う、条件変化のある複雑な判断を伴う業務 ・組織目標・方針に従い、上司の一般的指示を受けて高い業務知識・経験のもとに、判断力、創意工夫、折衝力を必要とする業務
	複雑定型	8	・限定された範囲内で独自の判断をもって行う定型業務ないし複雑定型業務 ・ある程度の実務知識・経験を必要とし、限定された範囲内での独自の判断をもって行う複雑定型業務
	日常定型	4	・上司の具体的指示を受けながら定められた手続きに従って行う繰り返し業務および特別な知識・経験を必要としない業務
貢献レベル	法人や事業所、組織に対する貢献度合	20	事業所、法人全体に対して極めて大きな貢献が期待される職務
		16	部レベルの組織に対して大きな貢献が期待される職務
		12	課レベルの組織に対して大きな貢献が期待される職務
		8	部署内の小組織に対して、一定の貢献が期待される職務
		4	部署内の小組織に対して、限られた範囲内の貢献が期待される職務
責任レベル	求められる判断・裁量のレベル	20	全法人的視野に立った判断・裁量が求められ、その当否は法人の業績、信用に大きな影響を及ぼす職務
		16	組織（法人）の目標・方針に従った判断・裁量が求められ、その当否は組織（法人）の業績、院内外の信用度に大きな影響を及ぼす職務
		12	部門の目標・方針に従った判断・裁量が求められ、その当否は部門の業績、院内外の信用度に大きな影響を及ぼす職務
		8	上司から任された範囲内において自己の知識・経験に基づいた判断・裁量が求められ、その当否は組織業績および院内外の信用度に一定の影響を及ぼす職務
		4	定められた手続き、または前例に従って自己の責任において実施する職務
思考レベル	柔軟な思考により構築するビジョン・戦略変革、計画のレベル	20	今日および将来にわたる経営課題解決のために実効性が高く斬新な戦略構想を立ててゆける、極めて高度な創造性が求められる職務
		16	未知の分野・サービス等に関する業務であり、法人内外共に類似の事例が見当たらず、新たな機能・手法の創造性が求められる職務
		12	既存分野・サービス等に関する業務として院内には事例がなく、院外の事例等を参考にしながら機能・手法を構築することが求められる職務
		8	既存分野・サービス等に関する業務であるが、院内の事例を応用しながら実行手法を企画することが求められる職務
		4	既存分野・サービス等に関する業務として院内の既存の手法に従って推進する職務
知識・経験レベル	部門管理者として求められる専門知識、業界知識、情報収集に関するレベル	20	独自で構築したネットワークや人脈を活用しないと入手できないレベルの極めて高度な専門知識・業界知識が求められ、さらに不断に更新していくことが求められる職務
		16	自ら有用と判断した情報ソースから入手した相当高度な専門知識・業界知識に加え、高度な見識や業界人脈が求められる職務
		12	上司の概括的な指示を受けて有用と判断した情報ソースから入手した高度な専門知識・業界知識が求められる職務
		8	習得に一定期間を要するレベルの管理実務知識・実務経験が求められる職務
		4	習得にほとんど時間を要しないレベルでの管理実務知識が求められる職務

❖ 総合評価

職務には、病院経営に直結する複雑・不定型で難易度の高いものもあれば、誰でもできる簡単なルーティン業務もあります。総合評価では、担当職務全体を「管理・統率・政策調整」「企画・調整・指導」「立案補佐／判断・交渉」「複雑定型」「日常定型」の5段階に分類し、20点から4点で評価しました。この総合評価では、職務一覧表を見ながら、担当職務がおおよそどのレベルに該当するかを評価します。

❖ 貢献レベル

担当している職務が、どのレベルの組織に貢献しているのかを見るものです。自部署（課レベル）のみの貢献なのか、看護部全体に貢献しているのか、あるいは病院経営に貢献しているのかを分析的に評価します。

❖ 責任レベル

管理者としての責任、判断や裁量などの意思決定がどのレベルで行われているかを評価します。また、その意思決定が及ぼす影響についても評価します。

❖ 思考レベル

管理者にはさまざまな思考が求められます。担当職務において、どの程度の思考力が必要かを評価します。柔軟な思考によるビジョンや戦略、変革、計画のレベルを評価していきます。

❖ 知識・経験レベル

各看護単位や部署の運営には、非常に専門的な知識が必要です。公に出ている情報だけでなく、独自に築いたネットワークや人脈を活用して入手する高度な知識が求められる職務もあるはずです。「知識・経験レベル」では、部署管理者に求められる専門知識、業界知識、情報収集能力のレベルを評価します。

＊　　　＊　　　＊

これらの項目は、X病院における職務評価の例です。もちろん、これ以外の観点からの評価も可能です。高度急性期病院の看護師長は、抱えるスタッフの人数に大きなばらつきがあります。100人以上のスタッフを抱える師長もいれば、数人しかいない部署の師長もいます。このような場合、スタッフの数や役職といった職務以外の要素、すなわち役割の大きさも評価の対象として考慮すべきでしょう。

❺ 評価点算出とジョブサイズ

5つの評価項目に基づき、それぞれに点数をつけます。その合計点が「仕事の価値・重さ」、つまり「ジョブサイズ」です。例えば、Aさんの職務評価が、総合評価を含

めた 5 つの項目全てで 12 点であれば、合計 60 点となり、A さんの今年の仕事の価値は 60 点と評価されます。

単純に合計点数でジョブサイズを算出することも可能ですが、評価項目にウエイトをかける方法もあります。例えば、全ての項目を一律 20 点満点ではなく、総合評価のウエイトを高く設定し、最高 40 点にして、他の 4 つの項目はそれぞれ 15 点とすることもできます。制度設計には正解はなく、これは院長や看護部長の考え方次第と言えます。

6 職務等級への当てはめ

職務等級とは、職務を基準として職員を区分するしくみのことです。例えば、60 点～ 69 点は 7 等級（看護師長相当）、70 点～ 89 点が 8 等級（副看護部長相当）というように、あらかじめ等級ごとのジョブサイズを決めておくのです。

職務評価で各個人のジョブサイズが算出された後、その点数をもとに職務等級に当てはめていきます。たとえ同じ師長であっても、評価点数にはばらつきが出ることがあります。複数の職務を兼務している場合は点数が高くなるため、師長でありながら副看護部長相当の 8 等級の仕事をしていると評価されるケースもあります。職務等級制度では、職務の価値に応じて給与が決まるため、同じ師長でも担当する職務により等級や給与に差が生じるケースがあるのです。

逆に、師長でありながら 7 等級の点数に届かず、6 等級（主任相当）に分類されることもありえます。その場合は師長であっても主任相当の給与が支払われることになります。

職務は上司が任じるものです。上司が「師長相当の仕事を任せられない」と判断すれば、あえてその職務は任せないことができるのが職務評価制度の特徴です。一般的に、合理的な理由で給与を下げることは難しいですが、この制度では、役職はそのままで上司の意思決定で合理的に給与を下げることも可能です。確証はありませんが、管理者に職務評価を導入している企業が多い理由の一つとして、給与のコントロールができる点が挙げられるのかもしれません。

図表 2-25 は職務評価の目的や対象者についてまとめた資料です。参考にしてください。

図表2-25 職務評価制度（例）

①目 的
・管理職層（医師職・マネジメント職・スペシャリスト職）のグレード（等級）決定
②対象者
・管理職層（医師職・マネジメント職・スペシャリスト職）、管理職クラス昇格候補者
③評価期間
・期初に1年間を評価（事業年度＝4月〜翌3月）
④評価方法
・期初に現在の職務に要求されている役割、責任、権限、裁量を絶対評価する
　（5項目・各項目20点、100点満点）

イメージ

職務評価結果（点）		グレード決定
90〜100	→	M7・D7
80〜89	→	M6・D6・SS6
60〜79	→	M5・D5・SS5
〜59	→	非管理職

③ マネジメントラダー

① マネジメントラダーとは

　管理者向けのラダーは「マネジメントラダー」と呼ばれます。マネジメントラダーは、スタッフレベルのクリニカルラダーとは異なり、能力ではなく「職務・役割」を基準に区分されることが一般的です。管理職は、病床稼働率、医療安全、患者満足度向上といった成果を経営側から常に求められます。スタッフ時代に優秀で、知識や能力が高くても、それだけでは管理職を務めることはできません。師長をはじめとする管理者には、組織を率いて成果を出すことが求められます。また、20人以上のスタッフを一つの方向にまとめ、集団を維持する能力も求められます。成果を上げながら組織をまとめることのできる管理者が理想です。

　優れた管理者には、より難しい職務や役割が与えられ、昇格していきます。つまり、管理者の階層は、どれだけ難しい役割を引き受けているかが評価基準になれば納得性が高まります。マネジメントする組織の大きさを「職務の価値」として評価し、ラダーを設定するとよいでしょう。管理者は能力があるのは当然であり、その能力を用いて

どのような結果を出せるかが、ラダーの階層を区分する基準となります。

また、組織を持たない管理職や、組織横断的な役割を持つ管理職もいれば、スタッフ機能の管理職も存在します。組織形態や管理職の役割・位置づけは一律ではなく、病院によって異なります。そのため、これら全てを考慮してマネジメントラダーを設定する必要があります。

② マネジメントラダーの段階数

まず、自施設においてどの役職が管理職に該当し、どのような業務を行っている人をマネジメントラダーの対象とするかを決定します。師長からが管理職の場合もあれば、副師長も管理職とする場合もあります。これに基づき、マネジメントラダーの対象者を確定します。

次に、段階数を考えます。結果として、マネジメントラダーの段階数は役職の数にほぼ比例します。例えば、副師長、師長、副部長、部長といった4つの管理職階層がある場合、ラダーもⅠ～Ⅳの4段階に分けるのが基本的な考え方です。役職ごとに求められる役割と責任の度合が異なるためです。

しかし、同じ師長であっても、委員会の委員長など複数の役割を持つ師長と、他に役割を持たない師長では「職務の価値」が異なるはずです。業務の難易度や病院への貢献度も違うでしょう。したがって、必ずしも役職とラダーが一致するわけではないということも理解しておかなければなりません。

③ ラダーレベルの定義づけ

ラダーの段階が決まれば、次にそれぞれの定義を行います。評価の結果に基づき、ラダーレベルが決定されていきます。**図表 2-26** に一例を挙げますので、参考にしてください。

④ 病院看護管理者のマネジメントラダー

2019年2月に日本看護協会が発表した「病院看護管理者のマネジメントラダー」では、看護管理者のマネジメントラダーを4段階に分けるとともに、看護管理者に求める6つの能力を示しました（**図表 2-27**）。地域包括ケアシステムの構築を見据え、看護管理者に地域まで視野を広げた管理実践を求めて作られたもので、6つの能力についても定義しています。大いに参考にし、活用するとよいでしょう。

図表2-26 ラダーレベルの定義づけの例

ラダーレベル	役職イメージ	定　義
I	主任クラス	①看護師長の補佐として管理能力の向上を図り、スタッフと看護師長とのパイプ役として役割を遂行する ②看護部の理念や看護単位の運営方針に基づき管理に参画する ③看護スタッフや学生に対して直接的な教育や指導を行い、看護師の支援を行う
II	師長クラス	①病院の目的や運営方針に基づき、看護部の組織とその理念・目的に従って担当部署の看護管理を行う ②病院の管理・運営に積極的に参画する ③看護スタッフのキャリア開発を行う
III	副部長クラス	①看護部の理念のもとに看護部長を補佐する ②マネジメントスキルを使用した総合的な「看護の質」の維持とその向上を図る ③権限委譲された事象については、看護部長と調整しながら主体的に自己決定する
IV	部長クラス	①病院の管理・運営に参画し、効果的な病院事業の推進を図る ②チーム医療の推進に貢献する ③看護部門の最高責任者として、看護の質の維持と向上を図る ④地域医療機関との連携を深め、看護・介護の質向上にリーダーシップを発揮する

図表2-27 病院看護管理者のマネジメントラダーにおける6つの能力の定義

レベル	定　義
I	自部署の看護管理者とともに看護管理を実践できる
II	自部署の看護管理を実践できる
III	トップマネジメントを担う一員として看護管理を実践できる
IV	病院全体の管理・運営に参画するとともに地域まで視野を広げた看護管理を実践できる

能力	定　義
組織管理能力	組織の方針を実現するために資源を活用し、看護組織をつくる力
質管理能力	患者の生命と生活、尊厳を尊重し、看護の質を組織として保証する力
人材育成能力	将来を見据えて看護人材を組織的に育成、支援する力
危機管理能力	予測されるリスクを回避し、安全を確保するとともに、危機的状況に陥った際に影響を最小限に抑える力
政策立案能力	看護の質向上のために制度・政策を活用および立案する力
創造する能力	幅広い視野から組織の方向性を見出し、これまでにない新たなものを創り出そうと挑戦する力

公益社団法人日本看護協会．病院看護管理者のマネジメントラダー 日本看護協会版．2019．
（https://www.nurse.or.jp/nursing/home/publication/pdf/guideline/nm_managementladder.pdf ）より一部抜粋し筆者改変

また、各都道府県看護協会などで実施している「認定看護管理者カリキュラム基準」も参考となります。教科目として「ヘルスケアシステム論」「組織管理論」「人材管理」「資源管理」「質管理」が設定されており、標準的に知っておく知識やスキルが網羅されていると考えられます。

5 マネジメントラダーの運用

　マネジメントラダーは、評価に基づいてラダーの昇格や降格を決めていきます。このラダーの昇降には、職務評価が適していますが、病院や設置主体の考え方次第で、能力評価やコンピテンシー評価によって昇格・降格を決めることも可能です。重要なのは、評価を確実に行い、このしくみをしっかりと構築することです。自施設の管理者にどのような期待や要求をしているかを明確にするためにも、マネジメントラダーを適切に運用し、コンピテンシー評価を活用して組織を活性化することが望まれます。

評価制度と評価結果の活用

　評価制度を活用する上での第一のポイントは、「看護部全員に適用すること」です。医療機関によっては、希望者のみがラダー認定を受けるしくみにしているところも見られますが、これでは制度が十分に機能しません。また、ベテランスタッフや育児休業者、短時間勤務者にラダーを適用していないケースもありますが、これは公平とは言えません。全員が対象でないと、互いに学び合う環境が整いにくくなります。

　全職員に評価制度を適用する場合、制度の周知徹底が求められます。多くの病院では、ラダー制度を全員に導入した初年度には説明会を実施していると思いますが、その翌年からは何も説明がなくなってしまった医療機関もあるのではないでしょうか。しかし、少なくともラダーの説明は毎年、新人を中心に確実に実施するべきです。

　第二のポイントは、スタッフが「ラダーを上がりたい」と思えるような動機づけのしくみを整えることです。上位のラダーに認定されることで報酬（非金銭的なもので構いません）に結びつけることができれば、スタッフのモチベーションにつながります。看護師には生涯学習が求められるため、こうした動機づけは本来不要かもしれませんが、それでも刺激は必要です。

　第三のポイントは、評価と面談をしっかり行うことです。上司には、公平かつ公正な評価ができることが求められ、評価者全員の評価スキルが一定の水準にあることが重要です。評価者が毎年変わる可能性もあるため、「評価の手引き」を作成しておくことも有効です。制度運用においては、公平・公正な評価が何よりも重視されます。

　評価結果の活用にはさまざまな場面が考えられます。例えば、人材育成、教育制度、職員区分（昇級、昇格、役職任用）、給与制度（昇給・賞与）、異動・ローテーション、役割の付与、キャリアマネジメントなどが思い浮かぶでしょう。さらに、退職金制度や表彰制度への活用も可能です。

8 病院・看護部のビジョンと評価制度の再構築

　まず初めにお伝えしたいのは、評価項目の入れ替えなどの小規模な変更であればさほど影響はありませんが、大幅な評価制度の改定は、他の人事制度にも大きな影響を及ぼすということです。もし、フルモデルチェンジのような大きな改定を行うのであれば、人事制度全体を一体的に再構築することをおすすめします。その主な内容については**図表 2-28** をご参照ください。

図表2-28 人事制度再構築時の主な内容

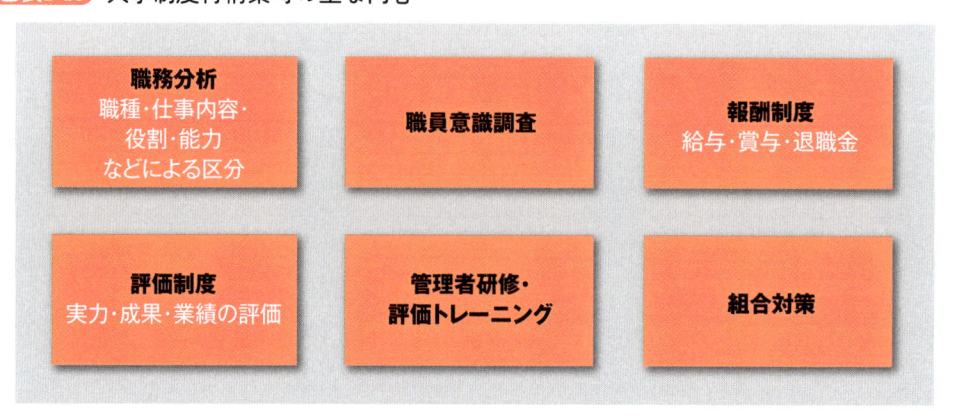

　すでにラダー制度を導入している病院でも、その見直しは定期的に行うべきです。世の中は急激に変化しており、それに対応して、看護部や病院がスタッフに求める能力項目の改廃やレベルの再構築をすることは不可欠です。現状に合わない評価制度や評価項目を使い続けても、効果は期待できません。制度は積極的に見直すべきです。例えば、看護基礎教育や新人看護師教育プログラムが変更された場合、そのタイミングで見直すのが理想です。

　各病院のラダー制度を見ていると、ラダーレベルを卒後年数と紐づけているケースが見られます。確かに、能力は年数とともに向上するものですが、習得スピードは人それぞれです。それにもかかわらず、年数で区分するしくみを採用している医療機関を見ると、本当に能力評価をしているのか疑問に感じます。年数はあくまで参考情報

であり、年功序列的なラダーにしてしまっては、ラダー本来の機能は発揮されません。経験年数に惑わされず、個々の技術と知識をしっかりと観察し、評価することが何より大切です。

　筆者が病院で行動評価制度を導入する際、評価項目を決定するための判断材料として、管理者全員にアンケートを実施することがあります。アンケートの元となる評価項目案は、幹部職員を中心に経営会議などの場で意見を集約するとよいでしょう。この段階で多くの意見が出てきますが、アンケートを実施しやすいように、小項目を20〜30程度に絞り込みます。その後、各項目の「評価の視点」を設定し、アンケートを作成します。

　アンケートは管理者だけではなく、一般スタッフにも実施します。これは「病院が評価制度を新しく変えようとしている」というアナウンスに加え、職員の意見を反映させて制度を構築しようとしている姿勢を示すためでもあります。評価制度を再構築する際は、評価する側の意見だけでなく、評価される側の意見も重要です。

　アンケート結果が集まり、データを集計・分析した後に評価項目を決定します。ここで気を付けたいのは、単なる集計で終わらせないことです。管理者と一般スタッフの結果には必ずギャップが存在し、そのギャップを通じて、上司が期待することとスタッフが重要だと感じることの違いが見えてきます。分析が終わったら、幹部会議で最終的な評価項目を決定していくことになります。結果は職員にフィードバックし、感謝の意を示すとともに、制度への納得感を高めていくべきです。

「評価」「考課」「評定」「査定」の違い

　人事考課に関しては、似たような用語が数多く存在します。病院や企業によって、同じ状況であっても異なる用語が使われることがよくあります。また、医療法人や国立、県立、市立、といった公的機関など、設置主体によっても用語の使い方が異なることがあります。同じ用語であっても、微妙にニュアンスに違いがある場合も少なくありません。また、辞書通りの意味で使われていないケースもよく見受けられます。人によって解釈が異なることもあり、その結果、誤解が生じる可能性もあります。

　本書では、「評価」「査定」「評定」「考課」について、それぞれの用語を**図表2-29**に示すように分類していますので、参考にしてください。

図表2-29 用語の分類

評価	現場の記録（事実の把握の分析）	→労務管理に用いるもの
査定	ルールによる序列化	→人事管理に用いるもの
評定	評価＋査定（やや広い概念）	
考課	評定＋面接（一番広い概念）	

第3章

管理者・評価者に求められる役割・責任・評価スキル

看護管理者が行う評価における役割と責任

　病院の経営資源の大半は「人」です。医業収入の 50％以上が人件費に充てられ、病院が経営されています。その中でも、25 〜 30 人ものスタッフを抱える病棟師長は組織の長であり、まさに病棟を「経営」していると言えます。人的資源の管理は師長の重要な役割です。第 1 章（→ p.16 〜）で述べたように、1 億円を託されたら、それ以上の価値を病院に還元しなければなりません。そのためには、スタッフ一人ひとりの特性を理解し、キャリアを育て、モチベーションを高めることが必要です。その結果、人的資源が活性化されるのです。感性豊かなスタッフを活性化させるには、知恵を絞り、さまざまなスキルを駆使して行動することが求められます。

　看護師長は、さまざまな「経営管理ツール（＝道具）」を活用し、情報をしっかりと把握した上でリーダーシップを発揮し、自分の病棟から 1 億円以上の価値を引き出すことに注力します。労働集約型産業の代表とも言える医療機関において、人的資源を活性化し、スタッフの能力を最大限に発揮させることが、師長の役割であり責任であると言えるでしょう。そのために、評価制度は非常に有用なマネジメントツールなのです。

　評価制度は「何を評価するか」＝「病院が重視する価値」であり、その評価をどのように育成や処遇に結びつけるかが職員の行動に大きな影響を与えるため、医療機関の経営にとっても極めて重要です。マネジメントツールである評価制度は運用の仕方がカギであり、その中心的な役割を担うのが管理者なのです。

　看護管理者の役割と責任は、大きく分けて「組織の成果を出すこと」と「人を管理すること」の 2 点に集約されます。組織の成果については、目標管理（またはバランスト・スコアカード）を活用して部署目標を設定し、達成に向けて管理を行っているはずです。もう一つの「人を管理すること」については、ラダー制度などを活用していることが多いでしょう。人の管理は、言い換えれば「人事管理・人的資源管理」のことです。人事管理・人的資源管理と言っても幅広いですが、大きく分けて①適正・公正な評価、②動機づけ、③指導・育成といった要素が含まれます。

　中でも「①適正・公正な評価」は、管理者にとって重大な職務であり、その権限と

責任は他者に委譲することはできません。他の職務であれば、管理者が責任さえ持てば権限委譲が可能な場合もありますが、評価に関しては、評価行為や説明責任を管理職自身が負います。また、評価結果は個人のプライバシーに関わるため、管理職には厳重な守秘義務が課されます。

　看護管理者の皆さんは「マズローの欲求 5 段階説」をよくご存じでしょう。評価制度の運用においては、たとえ人事評価が給与や賞与などの処遇に直接反映されなくても、スタッフの「承認の欲求」を満たすことが極めて重要です。承認の欲求を解釈すれば、「人は評価を受けたがっている」とも考えられます。モチベーション理論で有名なハーズバーグの動機づけ・衛生理論でも、「承認」は動機づけ要因とされています。スタッフの日々の頑張りや工夫、業務プロセスや成果・業績を看護管理者が観察し、評価し、言葉で認めることが、何よりもモチベーションを高める要因になります。

　このように、人事評価制度を通じてスタッフのモチベーションを向上させることの意義は、行動科学の観点からも立証されています。そしてその制度を適切に運用する役割を担うのは管理職の皆さんであり、医療経営や看護管理の視点からも、その責任は非常に大きいということを忘れてはなりません。

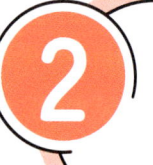

2 評価の基本原則と求められる心構え

まず、人事考課を行う際の基本原則を確認しておきましょう。

人事考課を行う際の基本原則
①権限委譲はできない　（自己責任／説明責任の自覚）
②考課対象期間の確認と厳守　（不遡及、直近効果などに留意）
③事実に基づいて考課　（風聞、ウワサによらない）
④職掌・レベルに則した考課

1 評価に求められる心構え

評価に求められる心構えには次の3点が挙げられます。

1 人事考課が重要な職務であることを自覚する

　人事考課が重要な職務であるという認識は、皆さんもお持ちだと思います。自分の評価が、育成だけでなく、スタッフの昇格や給与、賞与に直接または間接的に影響することを考えれば、それは当然のことです。しかし、多忙で締め切りが迫る中、評価シート類を家に持ち帰って記入する人が時々います。確かに職場でスタッフのいるところでは書きにくいこともあるでしょうが、評価に関する事項は個人情報です。持ち運びするということ自体、避けるべきです。職場内で評価を行うための場所の確保には工夫が必要です。

　また、人事考課は評価をして終わりではなく、その結果をスタッフにしっかりと伝える面談も重要なプロセスです。さらに、面談だけでなく、スタッフから求められた場合はいつでも対応する必要があります。評価の結果に関しては、評価者に説明責任が伴い、求められればその評価理由や根拠を明確に説明できるよう準備しておく必要があるのです。

② 人事考課がスタッフのキャリアに大きな影響を与えることを自覚する

　看護師は国家資格を持ち、多くの人が生涯を通じて看護師として働き続けます。同じ職場で上司・部下の関係となり、評価する立場になったことは、何かの縁です。皆さんの人事考課が、スタッフに必ず何らかの影響を与えます。それは処遇に限らず、スタッフのキャリア選択にも影響を及ぼすかもしれません。管理者が適切に観察し、正しく評価することで、スタッフ自身も気づいていなかった強みを管理者が見出すこともあるはずです。管理者の一言が、その後の人生が大きく変えることもあります。その責任は非常に重いものであり、落ち着いて時間をかけて、自信を持って評価しなければならないのです。

③ しくみやルールを理解し遵守する

　人事考課制度のしくみを正しく理解し、ルールを遵守することは、評価者として当然の姿勢です。しかし、意外にも、制度を十分に理解しないまま評価を行っている管理者が少なくありません。「できる」「できない」といった育成のための評価であれば、評価権限のない主任クラスでも可能かもしれませんが、処遇に関わる人事考課ではそうはいきません。評価行為の重さが全く異なります。自分の評価がどのように影響するのか、自施設のルールや規則を確認し、それに基づいて実行すべきです。

3 評価に求められる スキルと知識

1 論理的思考力

論理的思考の重要性は言うまでもありません。評価者や管理者だけでなく、社会人として必須の思考法です。仕事を進める上で、筋道を立てて論理的に考えることは当然求められます。

論理的思考
難しいものを単純にし、構造化（誰が見てもわかりやすく）して、相手を納得させ、相手と協調するための思考方法。
「筋道を立てて物事を考えること」

★ 「筋道」とは......物事を因果関係で捉えること。
　（原因と結果／根拠と結論／理由と主張）

1 「原因」と「結果」の因果関係を明らかにする

例えば、目の前で起きている「インシデント」などは「結果」にすぎません。その結果には必ず「原因」が存在します（**図表3-1**）。インシデントの増加、新人が育たない、残業時間が減らないなど、これらは全て結果です。この結果に対して、まず「なぜそうなったのか」と原因を考えることが論理的思考法の基本です。つまり、原因と結果の関係、すなわち「因果関係」を明らかにするのです。「なぜ転倒や転落が減らないのか」「なぜ新人がいつまでたっても夜勤ができないのか」「いつも早く帰るように口酸っぱく言ってもなぜ残業時間が減らないのか」——こうした「なぜ」を常に意識して考えることが重要です。

図表3-1 論理構成

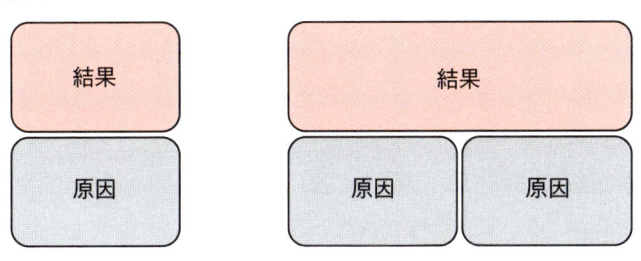

　評価に置き換えれば、「この能力があるからこの評価」「この行動ができているからこの評価」「この成果を出せているからこの評価」といったように、「根拠→結論」の論理がきちんと組み立てられているかが問われます。また、結果を見た後には、「なぜこの結果になったのか」「その行動の原因は何か」「その原因はスキルや知識の不足に起因するのか」といった「結果→原因」の論理的な検証も必要です。

　しかし、こうした論理に「感情」が入り込むと、主観的な見方になり、論理性が一気に低下してしまいます。特に悪感情があると、論理の筋道が見えなくなり、感覚や印象だけで評価してしまいがちです（**図表 3-2**）。

　自分自身もスタッフも納得できる評価を行うためには、事実と評価結果の間にしっかりとした筋道があり、論理性が確認できることが必要なのです（**図表 3-3**）。

図表3-2 「結果→原因」の論理の検証

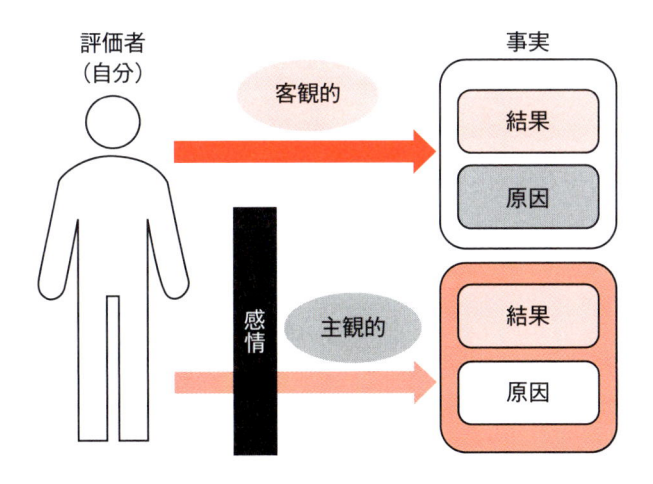

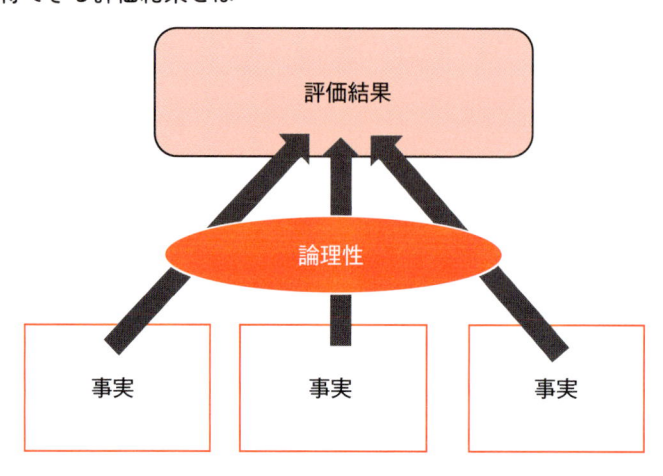

図表3-3 納得できる評価結果とは

評価結果

論理性

事実 事実 事実

② 「なぜ」は自責思考で考える

　「なぜ」を考える上で一つ注意すべき点があります。それは「自責思考で考える」ことです。師長などの組織長は、自部署で起きたこと全てが自分のマネジメントやリーダーシップの結果であると考えなければなりません。つまり、部署で起きた「結果」については、最終的に全て管理者である自分に責任があると引き受けるべきです。管理者は組織の長であり、たとえ自分が直接関与していない問題であっても、「自分は関与していないから責任はない」では済まされません。問題を起こしたのがスタッフであっても、その管理監督責任は師長にあります。実際には、「管理者が何もしていない、何も知らない」ことこそが問題の真の原因であることが多いのです。

　論理的思考ができない管理者は、しばしば問題の責任を当事者にのみ求めがちです。「エラーを起こした担当看護師が悪い」「新人指導担当のプリセプターが悪い」「学んだことをすぐに忘れてしまう新人看護師が悪い」「用もないのにだらだら残業している中堅スタッフが悪い」と、管理者自身のマネジメントや指導の問題には目を向けず、他人のせい（他責）にしてしまいます。しかし、部署の成果やスタッフの管理（人的資源）に関わる最終的な責任は師長本人にあります。それこそが管理者の役割です。自部署の問題を他人や部下の責任にしている限り、真の管理者とは言えません。どこかでサポートできる部分が必ずあるはずです（**図表 3-4**）。

図表3-4 他責思考と自責思考

他責思考

- 「問題の責任の所在を自分以外に求める思考法」
- 何かが起こったときに他者の責任にして責任逃れをする、という意味合いの場合には当然問題が起こる。
- もし全ての人が問題を他者のせいにして責め続けると、責任のたらい回し状態が生まれる。

自責思考

- 「何か問題やトラブルが起こったときに自らに原因があるとして、自らの改善を試みる傾向がある思考」
- 自責思考の人はミスを起こしてしまったとき、次に同じ失敗をしないように自分の行動を振り返り、改善することを主として考える。

管理者が部署の問題をスタッフのせいにしたら、何も変わらない!

③ 「前提」とのつながりにも目を向ける

　先に述べたとおり、論理的思考は原因と結果の関係、つまり因果関係を明確にして筋道を立てることです。しかし、ここで見落としがちなのが「前提」です。前提が正しくないと、論理的な思考にはなりません。論理的に考える際には、この「前提」にも注意を払う必要があります。前提は表に現れず、無意識のうちに隠れてしまうことが多く、これを「隠れた前提」や「無意識の前提」と呼びます。論理を検証する際は、原因と結果だけでなく、前提と結果、前提と原因のつながりも正しいかどうか確認する必要があります（**図表 3-5**）。

　例えば、成果評価は、さまざまなサポートがあったとしても、それを考慮した上で最終的な結果を見て評価するのが前提です。しかし、「これは A さんのサポートがあったからできたので、実際にはできていなかった」というように、前提を覆すような評価は避けるべきです。

図表3-5 論理の検証

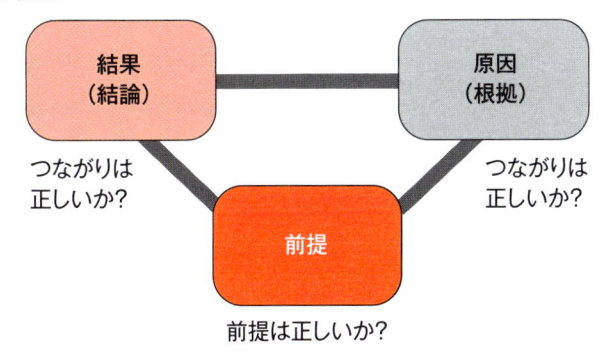

② 客観的思考力

　実は、評価で最も重要なのが客観的な思考力です。スタッフの能力や行動、成果を、自分の主観を排除して評価する必要があります。完全に主観をなくすことは難しいですが、少なくとも「優れた主観」が持てるように心がけるべきです。では、どのようにすればよいでしょうか？

　まず、評価者として客観視できることは全て実施してみることが大切です。患者側の視点からどう見えるか、あるいは数字で評価したらどうなのかと考えるのは、比較的簡単にできるでしょう。人の評価においては、自身の価値観に基づいて判断を行い、その結果を第三者的な視点で妥当性を検証し、調整することが求められます。

　一方で、最も難しいのは、自部署の部下を客観視することです。これまでの付き合いから、何かしらの感情や思いはあるはずです。自部署の大切なスタッフを「一人の看護師」として冷静に見るのは一番難しいのではないでしょうか。例えば、「これくらいはできるだろう、できてほしい」という期待が大きいほど、それが満たされないと「不満」につながることもあります。優れたところがたくさんあると、逆にできていない部分にばかり目が向きがちになるかもしれません。評価90点は十分に優秀ですが、医療・看護行為はミスが許されないため、人に対しても無意識に100点を求め、つい厳しい目で見てしまうこともあるでしょう。こうした自分の傾向を認識し、それをコントロールできることが何よりの客観視と言えるのです。

③ 俯瞰力

　評価を行う際に、部署で起きた問題の全体像を把握するためには、物事から一歩引いて、高い視点で見ることが求められます。これこそが「俯瞰」と呼ばれるものであり、評価には欠かせないスキルです。俯瞰することで全体像を捉えられるだけでなく、問題の外側に潜む要素も見えてきます。問題の本質が、表面的な出来事から離れたところに隠れているケースも多く、その意味でも俯瞰力は不可欠です。

　また、自分自身を客観的に見ること、つまり高い視点から見つめることを「メタ認知」と言います。前述したように、自分の行動はなかなか客観視できないものです。自分の評価行為を鏡で映し出すことができればよいのですが、それは容易ではありません。しかし、イメージとして自分を上空から俯瞰して見ることは可能です。例えば、自撮りカメラで自分の評価の様子を中継するような感覚で捉えると、より俯瞰的な視

点が得られるでしょう。

 ## 評価判定能力

評価判定能力（**図表 3-6**）は、評価者にとって欠かせないスキルです。人事制度や評価制度の知識に加え、評価ルールや評価要素、評価基準を正確かつ十分に理解する必要があります。また、評価者としての姿勢や留意点も十分に把握しておくべきです。

図表3-6　管理者・評価者に求められる評価判定能力

視点	内容
評価ルールの理解	組織の評価ルールを十分に理解する
評価要素・基準の理解	評価要素や基準を業務内容に即して、その意図や求めるポイントを正確に把握する（評価者の勝手な解釈や理解をしない）
評価者としての姿勢、留意点の把握	評価を行う際の評価者の姿勢や留意点について、原理や原則を理解する
評価ギャップの把握と対応（対策）	評価要素や基準と被評価者の実際の行動や事実との違いや問題点を正確に把握し、適切な対応や対策を講じる

特に重要なのは、評価者と被評価者との「評価ギャップ」を把握することです。スタッフに自己評価を行ってもらうケースが多いと思いますが、スタッフは必ずしも評価制度を熟知しているわけではありません。そのため、評価基準と実際の行動や事実を正確に照らし合わすことができず、結果として評価者と被評価者の間にギャップが生じることがあります。例えば、自分に厳しいスタッフは、基準を満たしていても自己評価が低くなる傾向があります。一方で、実際にはできていないにもかかわらず主張が強く、「できている」と自己評価が高いスタッフもいます。このような評価ギャップを認識した場合、面談を通じてその差を埋めていかなければなりません。評価者が正しい評価を行えなければ、適切な説明ができません。事実を評価基準と照らし合わせ、問題点を正確に把握し、対応や対策を講じる必要があります。

皆さんの評価判定能力を確認するために、「**人事考課理解度診断テスト**」をご用意しました（**図表 3-7**）。○×形式のテストですが、ぜひチャレンジしてみてください。解答と解説（**図表 3-8**）も次のページに記載していますので、参考にしてください。

図表3-7 人事考課理解度診断テスト

No.	人事考課理解度診断テスト	○×で解答
1	人事考課は、公平な人事処遇に役立つ。	
2	人事考課は、給与や昇進に活用するために行うもので、部下の能力育成には役立たない。	
3	人事考課は、部下の競争意識を強くし、職場の人間関係を悪くし、勤労意欲を低下させる。	
4	人事考課は、医療機関の諸規程や上司の指示命令に職員を従わせることを目的として行われる。	
5	人事考課は、評価期間以外の業績であっても、顕著な業績があればそれを評価の材料としてもよい。	
6	職場レクリエーションにおける職員の行動は、人事考課の対象となる。	
7	休憩時間中の職員の行動は、人事考課の対象としてはならない。	
8	人事考課は、経験年数を考慮して評価しなければならない。	
9	同じ等級で業績が同じ男女の職員がいる場合、業績評価の成績は、両者とも同じでなければならない。	
10	管理職が日常的に部下へ指導・育成を行うことと、人事考課を実施することには関係がない。	
11	評価結果は、人事課では活用できるが、職場では活用できない。	
12	人事考課では、職員の業績を細かく分けて評価（分析評価）することになっているが、この方法は手間がかかるわりにあまり効果的ではない。	
13	人事考課を行う場合、前回の評価結果を考慮することが大切である。	
14	評価者は、評価に際して自己の経験をもとに評価基準を設定し、その基準に基づいて部下の行動結果を評価しなければならない。	
15	人事考課を実施する場合は、評価期間の初めに部下に与える職務を明示する必要がある。	
16	人事考課を公正に行うためには、人事考課を実施する前に評価者の持つ人間観や価値観を統一する必要がある。	
17	人事考課は、部下の将来を考慮して評価しなければならない。	
18	責任感のある人は規律を守るはずなので、責任感が優れていると評価される部下は、当然規律も優れていると評価してよい。	
19	業績評価は、部下が職務を遂行した最終結果のみを対象として評価する。	
20	業績評価において、仕事の結果が確認できない場合は、部下の能力を考慮して「この程度はできたであろう」という推測を基に評価すればよい。	
21	情意評価は、職員の性格に影響されるため、部下の職場の態度だけでなく性格も考慮して評価する必要がある。	
22	職場において、ある時点の部下の態度や評価者に強く印象づけられた態度だけで意欲評価を行ってはならない。	
23	能力評価は、職員が保有している全ての能力を評価しようとするものではない。	
24	能力評価と情意評価、業績評価の評価材料は同じである。	
25	能力評価では、部下の能力に関する評価材料を全て集約した平均値を評価結果とすればよい。	

図表3-8 解答と解説

No.	正解	解　説
1	○	現代の人事管理は、人事の民主化、公平な人事処遇、職員の能力育成、勤労意欲の向上、適正配置を基本構想としており、人事考課はそれに役立つことを基本理念としています。
2	×	同上
3	×	同上
4	×	古い人事考課は上司への服従を目的としたこともありましたが、現在では上記の理念に基づいて実施されています。
5	×	人事考課では評価期間が定められており、評価期間外の業績がたとえ顕著であっても、評価材料としては使用できません。
6	×	評価の材料となるのは、職員が職務を遂行する際の行動とその結果です。
7	○	職員の勤務時間中における職務遂行の行動とその結果が、評価の材料となります。
8	×	人事考課では、その人が持っている経験（属人的要件）は評価の材料として扱いません。
9	○	人事考課では、学歴や経験、性別などの属人的要件は評価の対象としないため、業績が同じであれば、業績評価の成績も同じとなります。
10	×	人事考課は、日常の業務を通じて部下を指導し、その上で評価を行うことによって、公正な評価を確保できます。
11	×	人事考課は、人事課だけでなく、職場の管理職が職場で活用することで初めてその意義が生まれます。
12	×	部下の指導や育成には、各部下の個々の特性を知ることが不可欠であり、そのために分析評価が行われます。また、主観的な評価を減らすためにも、分析評価は重要です。
13	×	人事考課は、定められた評価期間内の職務遂行場面をもとに評価する制度です。したがって、前回の結果は考慮せず、評価は定められた期間内に行うことがルールです。
14	×	評価を行う際は、自己の評価基準ではなく、医療機関が定めた評価基準に基づいて評価しなければなりません。
15	○	人事考課では、部下の職務を明確にした上で、その職務がどのように遂行されたかを評価します。職務を確定しないまま評価を行うと、評価者の恣意によって評価材料が選択されることになり、公正な評価が確保できなくなります。
16	×	人事考課は、評価者の持つ人間観や価値観に基づいて行うものではなく、医療機関が定めたルールに従って評価されるべきです（各個人の人間観や価値観を統一することは不可能）。
17	×	人事考課は職員の職務遂行の結果を評価するものであり、部下の将来性を考慮して評価するものではありません（属人的要件）。
18	×	責任感が優れていると評価された人が、必ずしも規律が優れているとは限りません（論理誤差）。分析評価では、評価要素の一つひとつを独立させて評価する必要があります。
19	×	業績評価は、職員の集約された成績（最終結果）だけではなく、その過程における仕事や任務の遂行方法も評価の対象となります。業績を上げるために何をしてもよいというわけではありません。
20	×	人事考課は、客観的な評価材料に基づいて行うことが原則です。そのため、推測や想像に基づく材料を使用して評価することは許されません。
21	×	執務態度の評価材料は上司の観察に基づくものであり、情意評価は内面的な性格を評価するものではありません。
22	○	情意評価の評価材料は評価期間全体にわたる意欲であり、一時点で強く印象づけられたものだけではありません。
23	○	能力評価は、職員の職務遂行の結果を通じて明らかになる能力を評価するものであり、職員の全ての能力を評価しようとするものではありません。
24	○	業績評価と能力評価は、いずれも職員の職務遂行の結果を通じて評価されるため、その評価材料は同じです。ただし、評価のまとめ方には違いがあります。
25	×	能力評価は、発揮された能力を評価するのではなく、保有している能力を評価するものです。したがって、評価においては平均値ではなく、能力が伸びた部分を重視しても構いません。ただし、能力評価をコンピテンシー評価で行っている場合は、平均的な行動が基準となります。

スタッフ評価スキルを高める

1 目線合わせと評価者研修の必要性

　評価の基本を理解し、制度の内容や面談のノウハウを身につけたとしても、人が人を評価する以上、常に正しい評価ができるわけではありません。無意識に主観が入り込むなどして客観的な評価ができず、エラーとなる要素は多く存在します。例えば、看護部に15人の看護師長がいるとして、全員が同じスタッフ（被評価者）に対して正しく同じ評価を下すとは限りません。看護管理者のキャリアは、新任の師長から定年間近のベテラン師長までさまざまであり、管理者の経験年数にはばらつきがあります。それでも、評価自体がばらつくことは許されません。評価は管理スキルの一つであり、基準に沿って正しく評価するためのスキル向上や訓練は怠るべきではありません。

　さらに、組織として評価制度を持つならば、同じ組織の管理者全員が共通の「評価のものさし」を持つことが理想です。そうでなければ、評価者自身がものさしとなり、エラーが生じる可能性があります。

　人が他者を評価する際には、各人の評価に甘辛によるばらつきが生じることは容易に想像できます。そのばらつきを少しでも減らすためには、看護部主催で「評価者研修」を毎年必ず実施すべきです。評価は管理者の権限であると同時に責任を伴います。この責任のもと、一定の評価スキルを有しておくべきではないでしょうか。車の運転に運転免許証があり、更新のたびに講習が義務づけられているように、評価制度を運用する管理者も定期的に研修を受けるべきです。

　誰が評価する場合でも、同じ基準に基づいて行われていなければ、公平・公正な評価制度とは言えません。主観が入った評価を続け、「あの師長だけには評価されたくない」とスタッフに思わせてはいけません。しかし、甘い評価をつけることもエラーであり、望ましいことではありません。スタッフ全員が良い評価を受けていると、当然、その部署の業績も高くなるはずですが、実際にはそうでないケースの方が多いのではないでしょうか。管理者には、常に正しく観察し、公平に評価することが求めら

れるのです。

　筆者は一般企業の管理者研修も行っています。ある企業では、年 1 回、評価の実施前に行う管理者研修プログラムの中に、必ず評価に関する講義と演習を取り入れていました。これは、管理者の評価業務を重要視し、評価能力の向上に力を入れている証です。実際、その企業は管理者に対する行動評価項目に「評価力」を含めていました。組織において人材の活性化を考えるなら当然の取り組みですが、病院・看護部の研修の現状はどうでしょうか。評価者研修を定期的に行っている病院・看護部は依然として少数派であり、「スタッフ評価力」を管理者の評価項目に含めている病院はどれほどあるでしょうか。看護管理者のスタッフ評価力を高め、そのスキルレベルを維持し、目線を合わせるためにも、看護部では例えば毎年 2 〜 3 月に評価者研修を定期的に開催することを提案したいと思います。

❷ 評価基準の目線合わせ

　評価制度において重要なのは、その医療機関（看護部）の評価者全員が評価基準をしっかり理解し、基準に沿って「同じ目線で、公平かつ客観的に評価を行う」ことです。評価の公平性と客観性を高めることは、管理者にとって極めて重要な課題であるといえます。評価において「ばらつき」が生じる原因としては、主に次の 4 つが考えられます。

人事評価でばらつきが発生する原因
①人事評価について理解していない
②評価する上で定められた約束事を守っていない
③評価の方法についての知識が不足している
④評価技術が十分に身についていない

　評価基準に対する解釈は人それぞれ異なることが多いため、管理者間の目線合わせは非常に重要です。評価の精度を向上させるには、「優れた主観」を磨くことが必要です。人事評価において完全に主観を排除することはできませんが、公正な評価を行うためには、評価者同士が評価者会議などを通じて情報を共有し、評価結果をすり合わせていくことが不可欠です。これにより、組織全体としての基準が集約され、評価眼、すなわち「優れた主観」が磨かれていくのです。

❸ 一般的な評価者研修

　評価者研修は、限られた時間の中で評価の目線を合わせ、公平・公正な評価を行うため、評価時期に合わせて実施されます。厚生労働省がかつて行った「雇用管理調査」では、考課者訓練（評価者研修）の実施状況が調査されており、全体の約4割の企業が実施していることがわかりました。企業規模別では、規模が大きくなるほど実施率が高くなり、1,000～4,999人の企業で73.5％、5,000人以上の企業では86.4％が研修を行っていました。人事評価制度を導入している、またはこれから導入しようとするのであれば、評価者研修は必須と言えるでしょう。以下に、一般的な評価者研修のねらいを示します。

評価者研修のねらい

① マネジメント能力の向上
- 管理者の役割と責任を知る
- 仕事の管理方法を知る
- 問題解決の方法を知る
- リーダーシップを知る

② 評価技術の向上
- 自施設（看護部）の人事制度のしくみと意義を知る
- 評価エラーとその対策を知る
- 印象評価ではなく、事実評価の視点を持つ
- 実際に評価し、自己の評価傾向（**図表 3-9**）や「くせ」を知る

③ 面談技術の向上
- 指示命令型面談からコーチング型面談へ変更する
- 上司の強制力による結果要求から、部下の自発的問題解決への変更をサポートする

図表3-9　自分の評価傾向を自覚すること

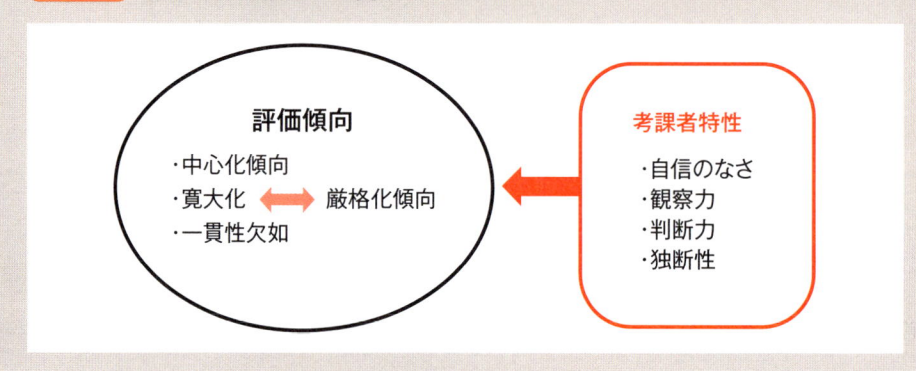

　自分の評価傾向を知ることは非常に大切です。前述のねらいを踏まえ、管理者の評価スキル向上を目的とした評価者研修を開催します。ある病院における評価者研修のプログラム例を**図表 3-10** に示します。

図表3-10　評価者研修プログラム例

時間	講義/演習	内容
30分	講義	人事評価制度の役割としくみ（一般概論）
30分	〃	管理者の役割と責任（一般概論）
30分	〃	評価制度と処遇への反映のしくみ
30分	〃	ラダー評価・目標達成度評価
（休憩）		
60分	演習	目標達成度評価ケーススタディ＋評価会議
60分	〃	ラダー評価ケーススタディ＋評価会議
60分	〃	評価面談ロールプレイング

④ 評価者研修の実際

　評価者研修では、評価に関する注意点を座学で説明するよりも、具体的な事例を用いて実際に評価してもらう方が効果的です。その後、グループ内や全体でディスカッションを行うことで、評価者間の「目線」を合わせることができ、他の管理者が考えた「評価項目と具体的行動との関連性」を確認する機会にもなります。こうした演習は参加者に大きな気づきを与えるため、毎年実施すべきでしょう。評価演習では、実際の部下のサンプルを使う場合や、ビデオや架空のモデルを用いる場合があります。

　以下に演習の進め方の例を示します。

① 実際の部下のサンプルを使用する場合

◆①グループに分かれて「事前準備シート」の内容を説明する

・各自、「被評価者の職務内容」「業務遂行で見られた具体的行動」「該当する評価項目」「評価（◎○×など）」について発表する。
・グループメンバーは、①事実の確認、②選んだ評価項目の理由、③上司としての対応などについて質問し、発表者がそれに答えることで情報を共有する。
・この場では、「正解」や「誤り」を議論するのではなく、各自の考えを深めることを目的に行う。

- メンバーからの新しい視点によるアドバイスを受けて、発表者は①「事実」と「評価者の解釈」の明確な区分、②「具体的行動」と評価項目の関連の確認、③評価基準の見直しや修正を行う。

◆ **②グループで1名の代表者を選び、討議内容を全員に発表する**

代表者は以下について発表する。

- 「事前準備シート」に書き出した内容の概要
- グループ内で出された意見や質問
- 気がついた点、参考になったこと、疑問点

◆ **③代表者の発表について全体で討議し、質疑応答を行う**

2 ビデオや架空モデルを使用する場合

①被評価者（架空モデル）の担当業務や組織の設定を確認する。

②ビデオを視聴し（または文章を読んで）、評価項目に基づき行動事実をメモする。

③個人で評価を行い、評価点を算出する。

④グループの討議で他の管理者の結果や意見を聞き、自分の評価の「くせ」を認識する。

⑤グループとしての評価結果をまとめ、全体に発表する。

5 目標設定・達成度評価の演習

目標管理制度では、評価よりも目標設定時の面談が最も重要です。この面談の中で、評価基準の確認を行います。そのため、研修ではまず「目標設定面談」の進め方を学ぶとよいでしょう。目標管理制度は、上司と部下との一種の契約であり、詳細な目標を設定することで正確な評価が可能になります。目標設定面談では、①どの状態を「達成」と見なすか、②達成度がどの程度であれば評価を「A」とするかを、上司と部下で確認することが重要です。また、研修には、達成度が評価しづらい目標である場合の対応や、特殊な事情が生じた場合の対処方法などを盛り込むとよいでしょう。

具体的な研修方法としては、短い文章による事例を使った紙上演習や、1年の流れを文章化して事例とし、いくつかの場面に応じた面談を行うといった演習が考えられます。

目標管理制度は、「病院の目標」「看護部の目標」「看護単位の目標」「病棟スタッフの目標」が連鎖し、集団力学が働くことで効果を発揮します。評価者がこの連鎖を検

証（見える化）することで、目標の質が向上していきます。研修では、看護単位の目標（看護師長の目標）と病棟スタッフの目標を整理する「目標の連鎖の検証」を演習するとよいでしょう。目標のマトリックスを作成し、連鎖状況を確認し、エラーや対処方法を学びます。

　一般企業では、上司が部下に一律に同じ目標を設定するケースが見られますが、これは「個々のキャリアやラダーに合わせ、組織と連鎖した目標を設定し達成させることでモチベーションを高める」という目標管理制度の本来の目的から逸脱しています。連鎖を意識しすぎると、管理者側の都合で目標を設定してしまい、目標管理が「業績を管理」する内容となり、単なる「ノルマ」と化してしまう危険性があるため、注意が必要です。

❻ 被評価者を対象とした研修

　一般企業では、管理職を対象とした評価者研修だけではなく、一般社員向けに「被評価者研修」を実施する企業もあります。これは、新たに目標管理制度や人事評価制度を導入した際、制度が安定的に運用されるまでの間、評価される側にも十分な知識を提供し、理解を促す必要があるからです。

　例えば、「上司から『目標を立ててみて』と言われても、何を書けばいいかわからない」「目標を書いてみたけど、これで適切かどうかわからず不安」といった声が上がることは自然なことです。スタッフのモチベーション向上を目的とする評価制度の観点からも、評価される側の理解を促すための研修を企画し、積極的に制度に関わってもらうことは非常に重要です。

　スタッフが制度を理解すれば、自己評価の際に自分の行動や業績を振り返り、弱みを認識し、それを克服する方法を考えてもらうための動機づけにもなります。

❼ 事例：X 病院における評価者研修

　評価者研修を実施している病院・看護部の事例を紹介します。X病院では、看護職に新たなキャリアラダーを設定し、その評価を公正に行いたいという要望から、筆者に評価者研修の講師依頼がありました。話を伺うと、現状の師長の評価は甘辛の差が顕著で、大きなばらつきがあるということでした。筆者は、管理者が自身の評価傾向を客観的に把握し、共通の「評価のものさし」を持たなければ、ばらつきを修正でき

ないと判断し、評価者研修用の動画を作成することを提案しました。看護部からも同意を得て、研修が進められました。

1 評価者研修用動画の作成

まず、架空の被評価者を設定した上で、新たに作成されたラダー評価項目を考慮したシナリオ原案を筆者が作成し、看護部に修正してもらい台本を整えました。被評価者の看護師役や看護師長役、患者役は同院のスタッフに演じていただくこととし、撮影・編集は外部業者に依頼し、筆者がプロデューサーとなって院内の使っていない病棟で撮影を行いました。

撮影後、完成した動画を看護部長や副看護部長など数名で視聴し、新たなラダー評価項目に沿って、看護部内で評価を行ってもらいました。このプロセスで、評価の根拠となる行動や事実を確認しながら、模範解答を作成しました。

ただし、ラダーの評価項目が多いため、動画ではカバーできない項目もありました。動画に出てこない評価項目は、あえて評価せず「評価不能」とすることも重要であり、研修のねらいに加えました。これは、事実がないにもかかわらず推測で評価してしまう「ハロー効果（→ p.110 参照)」を起こすこともあるためです。評価者研修では、評価エラーを意識し、客観的な評価を行うために自分の評価傾向を把握することが極めて重要です。

図表 3-11 は、X 病院の看護部が行った評価者研修プログラム内容です。

図表3-11 X病院の評価者研修プログラム

時間	内容
9：30〜10：10	①評価の基本 ②当院のキャリアラダー評価制度
10：10〜10：50	ビデオ視聴 演習①評価（個人）
11：00〜11：40	演習②評価会議（グループワーク）、診断結果発表
11：40〜12：30	再度、ビデオ視聴 解説・振り返り

② 研修の実施

　研修は、まず評価の基本を学んだ後、作成した動画を視聴し、管理者一人ひとりに評価を行ってもらいました。同じ病院の看護師長が同じ動画を見て、同じ評価項目・評価基準で評価を行ったにもかかわらず、驚くことに評価結果には大幅なばらつきが見られたのです。このばらつきを解消するため、その後、少人数のグループに分かれて「評価会議」を実施してもらいました。意見交換を行い、それぞれが動画のどこを見て、どのように評価していたのかを明らかにし、自分の評価の「くせ」に気づいてもらう機会となりました。

　Ｘ病院の評価基準は、「Ａ：できている」「Ｂ：支援があればできる」「Ｃ：できていない」の３段階ですが、項目によっては評価が大きくばらつきました。例えば、同じ項目でＡと評価する師長もいれば、ＢやＣをつける師長もおり、公正・公平な評価ができていないことが明らかになりました。グループワークでの評価会議の結果を全員で発表した際も、グループごとにばらつきが見られました。研修の最後に看護部の模範解答と照らし合わせながら、各自の評価の公正性を確認してもらい、気づきを共有することで３時間の研修を修了しました。

　Ｘ病院では、その後、この研修での個人評価とグループワークの結果を分析し、副看護部長と教育委員会が個別に師長を指導し、再度目線合わせを行っていきました。この研修は主任看護師に対しても同様に行われましたが、結果はさらにばらつきが大きくなり、師長の方がまだ評価の精度が高いことがわかりました。しかし、いずれにせよ師長も主任もばらつきがあったことは事実であり、管理者に対する評価トレーニングの重要性が改めて浮き彫りになったと言えます。

⑧ 事例：Ｙ病院における評価監査（第三者評価）

① 評価を評価する ～評価監査のすすめ

　筆者はかつて、Ｙ病院の看護部長から「うちの師長が本当に正しく評価できているかを見てほしい」と依頼を受けたことがあります。これは、看護師長の評価に対する監査の依頼でした。看護部長は、師長たちが正しく評価できていないと感じていたのでしょう。依頼内容は、目標管理制度に基づく目標達成度の評価でした。目標達成度は「結果」であり、能力評価に比べて可視化しやすく、主観が入る要素は少ないと言えます。誰が行っても同じ結果になりやすいため、第三者である筆者でも、評価基準

と資料があれば一定の精度で評価が可能でした。評価シートには、1年間の業績と結果が定量的・定性的に示され、スタッフの自己評価やコメント、それに対する師長の評価とコメントも記されていました。筆者はこれらをもとに評価と分析を行いました。

　結果として、看護師長15人中11人（73.3％）に「寛大化傾向」があり、甘い評価をしていました（**図表 3-12**）。しかも、その中で「大甘」と言える評価を行っていた師長が4人もいました。一方で、「厳格化傾向（辛い評価）」の師長が1人、公正に評価できていた師長はわずか1名（4.7％）でした。さらに、「考課アパシー」と呼ばれる、評価に対していい加減でやる気のなさがうかがえる師長や、評価原則を誤解している師長、目標管理制度の本来の目的を逸脱している目標を許容してしまっている師長も見受けられました。Y病院の評価は4段階で行われていたため、「中心化傾向（→ p.111 参照）」の問題は抽出されませんでした。

　Y病院の看護部長の「うちの師長は正しく評価できていないのではないか」という懸念は的中していたのです。筆者はその結果をもとに、15人全員の師長と面談し、各自の評価傾向について率直にお伝えしました。

図表3-12 Y病院 看護師長の評価傾向の監査結果

評価傾向	数	％（15人中）
寛大化傾向	11	73.3％
厳格化傾向	1	4.7％
評価原則錯誤	2	13.3％
考課アパシー	2	13.3％
公正	1	4.7％

※1人が複数の傾向を有しているため、合計は15人・100％にならない

　特に甘い評価をしている師長のいる部署では、自然と「自己評価の高いスタッフ」が育ってしまいます。スタッフは、自分が「できていない」にもかかわらず、師長から「できている」という誤ったメッセージを「評価結果」という形で受け取ってしまうのです。師長が甘い評価を続ける限り、いや、正確に言えば師長自身がその甘さに気づかない限り、自己評価が過大なスタッフが増えてしまいます。そしてその結果、師長は「うちの病棟のスタッフは自己評価が高くて困っている」と嘆くようになりますが、その原因が自分自身にあることに気づいていないのです。

　評価には権限と責任、守秘義務が伴い、師長一人で行うため、自分の評価が「これ

でいいのか」と不安に感じることもあるでしょう。それでも、自分が行っている評価が正しいと信じて実施しているはずです。自分の行っている評価を客観的に見ることは非常に難しいのです。

　病院において看護記録の監査が行われたり、また病院機能評価という第三者評価を受審したりするのと同様に、看護師長が行う評価についても、第三者による監査が必要だと考えます。そうでなければ、なかなか自分の評価傾向に気づくことは難しいでしょう。看護管理者は、定期的に「自分の評価」に対する第三者評価を受け、自身の評価傾向と公正性を確認し、その後の評価の質を向上させる努力が重要だと考えます。

第 **4** 章

人事考課の
実際と進め方

評価のポイント

　人事考課を行う際、誰もが納得性の高い考課をしたいと考えるはずです。そのためのポイントは次の2点です。

納得性のある考課を行うためのポイント
①日頃から十分な情報収集を行っていること
②評価の手続きを適切に運用すること

　つまり、「評価の時期になってから準備を始めようとしても、それでは遅すぎる」ということです。日頃から質・量ともに十分な情報収集を行うことが、評価の質に影響し、結果的に評価を楽にするのです。何の準備もなく評価しようとしても、正しい評価はできません。年度末にスムーズに評価を行うためには、期初からの1年間、日々収集した情報が蓄積されてエビデンスとなり、評価が短時間で行えるようになるのです。それぞれのポイントについて解説していきます。

1 日頃から十分な情報収集を行っていること

　A、B、Cといった評価段階を判断し、選択する際には、必ずその根拠が必要です。「この事実があるからA評価」といった具合に、論理的思考で評価することが重要です。評価の根拠となるのは、そのスタッフの1年間の働きぶりです。働きぶりを評価項目や評価段階に当てはめるためには、評価者自身が必要な情報をしっかり持っていなければなりません。

　これを踏まえた具体的なポイントは次の6つです。

> **日頃から情報収集を行うには？**
> ① 判断材料となる具体的な事実を把握している
> ② 根拠や事実関係を明確に把握している
> ③ 収集した情報をメモなどに記録する
> ④ 評価者自身の目で見た情報と間接的に得た情報を整理する
> ⑤ 情報を収集する機会を十分に持つ
> ⑥ 計画的・意識的に情報を収集する

評価対象期間は、どの病院でも半年から 1 年でしょう。その間にスタッフや病棟ではさまざまな出来事が起きているはずです。これらの情報を都度確認・整理し、記録に残しておくことで、期末に正確な評価が可能となります。スタッフの評価はスタッフ自身のものであり、評価結果については説明責任があります。どうしてこの評価に至ったのか、その根拠となる客観的な事実を持ち、面談時だけでなく質問された際に適切に説明できるように準備しておく必要があります。

また、根拠とする情報は、自分自身が確認したものであり、事実関係を正しく把握していることが重要です。間接的に得た情報については、十分に吟味する必要があります。中には、同僚について悪口や不正確な情報を管理者に伝えてくるスタッフもいますが、これらは必ずしも事実とは限りません。主観や悪意が含まれている可能性もあるため、管理者は決して鵜呑みにしてはいけません。評価エラーを減らし、公平・公正な評価を行うためにも、管理者は日頃から意識的に情報収集する機会を持つことが必要です。

② 評価の手続きを適切に運用すること

何度も申し上げますが、人事考課はスタッフのために行うものです。管理者が評価して終わりではなく、年度末などの評価時期には、スタッフ自身にも自己評価を行ってもらうことが不可欠です。その後、面談を通じてお互いの評価をすり合わせ、評価にギャップがある場合は、相手が納得するまでしっかりと話し合うことが求められます。ここでの重要なポイントは次の 3 つです。

目標管理制度における評価で最も重要なのは目標設定です。期初にスタッフと目標設定の面談を行うことが大切で、目標設定がしっかりできていることが目標管理の成功のカギとなります。通常、人事部や看護部から評価のスケジュールが提示されているはずですが、現場で話を聞くと、目標設定の面談が夏前までずれ込んでしまった、という声をよく耳にします。確かに、期初は新人の受け入れや診療報酬改定など、何かと忙しい時期ではありますが、人事考課や目標管理も管理者にとって重要な責務の一つです。多忙を理由にするのは言い訳にすぎません。忙しいのであれば、その上で計画を立てればよいだけのことです。評価のスタートでもある目標設定の面談が遅れることを他責せず、自己管理の問題として自戒しなければなりません。このスケジュール管理は目標管理に限ったことではなく、ラダー評価でも同様です。1年間の計画を立てて準備することが何よりも重要です。

　また、スタッフが上のラダーを目指そうとしていたにもかかわらず、その要件として受けるべき研修の申し込みが終わってしまった、もしくは受けていない研修が残っていたという話も頻繁に聞かれます。スケジュールや手順を守るのは基本中の基本ですが、意外とできていない管理者も少なくありません。

　さらに、スタッフに自己評価の時間を十分与えていないケースもよくあるのではないでしょうか。評価や面談は成長の貴重な機会であり、これを有効に活用できるかどうかは、自己評価の時間がしっかり確保されているかにかかっています。マネジメントツールとしての評価制度を成長に結びつけるためにも、手順通りに進めることが何より重要です。

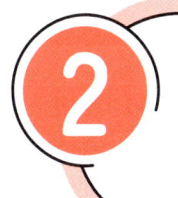 評価の進め方

　評価を行う際、まず「A、B、C などの評価段階をどうするか」と考えがちですが、その前に確認し、進めるべき手順があります。まず、どの事実を評価するのかを選び（評価対象の選択）、次に、その事実をどの評価制度の評価項目に当てはめるかを決定します（評価項目の選択）。そして最後に、どの評価段階にするか（評価段階の選択）を決定します。つまり、評価を実施するには、収集した事実を根拠として 3 つを選択する必要があるのです（**図表 4-1**）。

図表4-1 評価の進め方（プロセス）

①評価対象の選択 → 評価対象となる行動や結果を特定する

②評価項目の選択 → どの評価項目で評価するかを決める

③評価段階の選択 → 評価項目の評価基準（ものさし）に照らして　どの段階に相当するのかを測定する

1 評価対象の選択

　人事考課では、評価対象となるのはあくまで職務を通じて発揮された能力や行動です。行動に現れた能力は、安定的に反復・再現できるものであり、実力として身についていると考えます。つまり、テストをしなくても知識やスキルを持っていると判断できる状態です。そのため、人事考課の際には「推測」は厳に避けるべきです。推測は確実に評価エラーにつながります。また、評価期間外の出来事や過去の事実も評価対象に含めてはいけません。同様に、職務以外の行動も評価対象から除外すべきです。

人事評価は職務遂行能力や成果に基づいて行うものであり、プライベートな行動や時間外の人付き合いの良し悪しは評価の対象にはなりません。評価は職務に関連する行動に限定して行うべきです。

> **評価対象を選択するポイント**
> ◆職務を通して発揮された能力や行動事実のみを評価の対象とする
> ◆評価対象期間外の行動や結果は評価対象から除外する
> ◆職務と関係のない私的な行動は評価の対象にしてはならない
> 　（例）
> 　・職務以外の行動（趣味、プライベートの活動）
> 　・不平、不満、愚痴など（職務規律を乱さない範囲）
> 　・正当な手続きを経た休暇等の取得

❷ 評価項目の選択

　評価期間中の行動や成果に対し、どの評価項目を使って評価するかを決めるのが「評価項目の選択」です。原則として、一つの行動は一つの評価項目で評価します（**図表4-2**）。一つの行動を複数の項目に当てはめて評価すると、全てが高評価になってしまう可能性があるため、評価エラーが生じます。どの評価要素で評価したらよいか判断に迷う場合は、優先度の高い要素や相関性が強い要素で評価します。

図表4-2　評価項目の選択

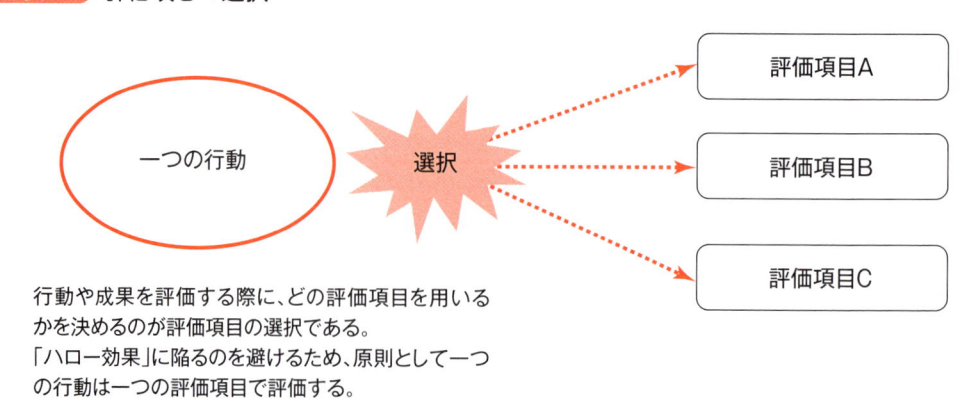

行動や成果を評価する際に、どの評価項目を用いる
かを決めるのが評価項目の選択である。
「ハロー効果」に陥るのを避けるため、原則として一つ
の行動は一つの評価項目で評価する。

◆ 評価要素の選択例

> **（行動メモ）**
> 　診療報酬改定に伴い、看護必要度に関する資料を自主的に作成してくれた。

　上記のケースで考えられる評価要素として、①「自主的な行動」を「積極性」で評価する、②「資料作成を企画した点」を「企画立案力」で評価する、という 2 つの選択肢があります。「一つの行動は一つの評価項目で評価する」という原則に従い、より関連性が高い「企画立案力」で評価するとよいでしょう。

③ 評価段階の選択

　評価制度の構築では、評価段階の設定も重要なポイントであり、評価段階の設定で最も大事なのは「標準」をどこに置くかという点です。つまり、各評価項目においてどの状態が「標準」で、何をもって「標準を上回った」「標準を大きく上回った」とするかを明確に説明できることが求められます。

　評価は「S・A・B（標準）・C・D」といった評語や、「5・4・3（標準）・2・1」といった評点で表すことが一般的です。複数の評価結果を処遇などに反映する場合は、点数の方が使いやすいでしょう。

　評価段階には、5 段階の他に 3 段階、4 段階、7 段階などがありますが、どれが良いということはありません。ただし、7 段階評価では「4 点と 5 点の違いがわかりにくい」といった問題があり、段階が多すぎると評価しにくくなることがあります。一方で、3 段階評価では「少し上回っただけで A にするのは違和感がある」「つい真ん中を選びがち」といった意見が見られます。4 段階では、「B に偏りやすい」といったエラーが起きやすいとも言えます。

　どの段階でも、評価者が正しい評価スキルを持っていれば問題は少ないですが、公正で活用しやすい制度を考慮して段階を設定することが重要です。そのためには、各段階（等級・資格）に期待・要求される基準を正確に理解しておく必要があります。

　また、評価のしやすさを考慮すれば、各段階の評価基準を具体的に示すとよいでしょう（**図表 4-3**）。特に目標管理制度を用いた業績評価では、インシデント数など目標達成度を数値化できるケースが多いため、達成度を数値で示すことで評価の目安を作ることが有効です。

図表4-3 能力評価制度の評価基準例

評点	評価基準
5	当該等級に求められる能力レベルを大きく上回る（一つ上のレベル）
4	当該等級に求められる能力レベルを上回る
3	当該等級に求められる能力を有している
2	当該等級に求められる能力レベルをわずかに下回る
1	当該等級に求められる能力レベルを大きく下回る（業務遂行に支障がある）

❶ 評価基準をしっかり理解する

　看護部で定められた基準をもとに評価段階を選択します。評価表に記載されたレベルや評価項目を理解し、それぞれの段階に対する基準をしっかり認識することが重要です。

❷ 事実に基づいて評価する

　評価期間中に確認できた事実（行動や結果）に基づいて評価段階を選択します。印象やイメージで評価を行ってはいけません。

❸ 良い面にも目を向ける

　ミスなどの悪い面にばかり目が行きがちですが、良い面にも目を向けることが必要です。

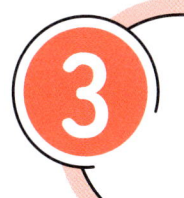

評価の実施

　目標管理制度における評価の実際について、簡単な文章事例で考えてみましょう。ここでは、**図表 4-4** の業績評価制度の例を用いて 5 段階の評価とします。

図表4-4 業績評価制度（目標達成度評価）の評価基準例

評点	評価基準（数値は目安）	
5	目標を大幅に上回る成果を上げた	（120％以上）
4	目標を上回る成果を上げた	（110％以上120％未満）
3	目標通りの成果を上げた	（100％以上110％未満）
2	目標を下回る成果であった	（90％以上100％未満）
1	目標を大幅に下回る成果であった	（90％未満）

Case 1　意欲的に取り組んだが目標未達となった場合

> 褥瘡対策担当者である看護師 A は、「病棟内の褥瘡患者ゼロ」を目標に掲げ、新マットの導入や体位変換の工夫などに意欲的に取り組んでいた。しかし、看護助手の理解が不十分だったために 1 名の褥瘡患者が発生し、目標達成に至らなかった。

【Case 1　解答と解説】　評価＝2

　「褥瘡患者ゼロ」という目標に対し、結果は「1 名」であったことに着目します。目標を下回ったことから、「3（目標どおり達成できた）」は該当せず、「2（目標を下回った）」または「1（目標を大きく下回った）」となりますが、褥瘡患者は 1 名のみということで、評価は「2」が適当と考えます。目標管理では「結果が全て」が原則のため、「新マットの導入や体位変換の工夫」という過程や「意欲的に取り組んだ」という努力は評価対象にはなりません。

　また、わずかに目標に届かなかったからといって、「普段はよく頑張ったのだから目標達成したことにしよう」と考えるのは誤りです。「看護助手の理解不足」が目標

未達の理由であっても、目標管理制度では考慮しません。チームで仕事を進める以上、褥瘡対策担当者の看護師 A が看護助手の理解を促すことも責務であるためです。

Case 2　難易度の高い目標にチャレンジした場合

> 看護師 B は、標準化が難しいとされていた「X 疾患のクリニカルパス作成」という目標にチャレンジしたが、バリアンスが多発し、あと一歩のところで期限内に目標を達成することができなかった。しかし、その取り組み過程で検査部への依頼方法に無駄があることに気づき、改善に取り組んだことで看護部のコスト削減につながり、派生的な結果をもたらした。

【Case 2　解答と解説】　評価＝2

「X 疾患のクリニカルパス作成」の目標達成にはあと一歩だったため、「2（目標を下回った）」が適当です。目標管理の原則では、取り組み過程は評価対象になりません。ただし、事前に「難易度加点」や「特別加算」などのルールが別途設定されていればよかったのにと考えさせられるケースです。

看護師 B は、これまでクリニカルパスが作成されてこなかったという明らかに難易度の高い目標にチャレンジしており、例えば「チャレンジ加点」や「難易度係数」のルールがあれば、2 点以上の点数にすることが可能です。また、上司としても、部下が積極的に難しい課題に取り組むことをより評価しやすくなるでしょう。この場合、難易度加点では 0.5 ～ 1 点の加点、難易度係数では 1.1 ～ 1.5 倍程度が考えられます。

また、設定目標以外の成果として、検査部の無駄を改善し、「看護部のコスト削減」という派生的な成果を上げており、この点は「特別加算」として評価できます。目標管理制度では、「設定した目標以外には興味を示さず、関わりを持たなくなる」ということがデメリットとして挙げられます。そのため、設定目標以外の成果にも加算してあげましょう、という「特別加算」ルールがあれば、看護師 B の改善努力の結果を評価に反映することができます。特別加点の例としては 0.5 ～ 1 点が考えられます。

このように、本来の目標には届かない場合でも、加点ルールを適用することで「3（目標通り達成できた）」と同等の評価に近づけることができます。

Case 3　目標は達成したが残業時間が大幅に増えた場合

> 看護師 C は、「病棟の申し送り時間の平均 5 分短縮」という目標を掲げ、効率的に情報を伝達する手法を編み出し、目標を達成することができた。しかし、この手法を研究するために C の業務量が増え、残業時間数が大幅に増えてしまった。

【Case 3　解答と解説】　評価＝3

　残業時間が増えたとしても、「申し送り時間の 5 分短縮」という目標は達成されているため、評価は「3（目標どおり達成できた）」となります。目標管理制度は、目標の達成度や成果を評価するものであり、過程や残業時間の増加は評価に影響しません。

　ここで問題となるのは、残業時間の大幅な増加をどう評価するかです。しかし、この目標の設定を管理者が認めた段階で、残業時間が増えることは予想できたはずです。また、上司には残業時間管理を負う責任があり、目標達成の評価に調整を加えるべきではありません。「目標は達成したが、残業も多かったから『2』に調整しよう」といった評価を行わないように注意する必要があります。

　もし、病棟メンバー全員に対して「残業時間削減」が別途の目標として設定されていた場合は、その目標項目において残業時間の増加が評価されることになります。

Case 4　偶然が重なり、迅速に目標達成できた場合

> 看護師 D は、「院内の褥瘡ケアの標準化」を目標に掲げ、他者に頼らず意欲的に目標に取り組んできた。その結果、この取り組みが偶然にも診療報酬加算の対象となり、病院の大幅な増収につながった。また、早期離床や平均在院日数の短縮にも結びつくとして、診療部門からの多大な協力を得て、このケア方法が病院全体で導入された。看護師 D の目標はいち早く達成され、この取り組みはモデルケースとして病院全体に大きな貢献をもたらすこととなった。

【Case 4　解答と解説】　評価＝5

　褥瘡ケアの標準化という目標を早期に達成し、病院・看護部に大きな貢献をもたらしたため、評価は「5（目標を大きく上回った）」となります。たとえ目標達成に追い風があったとしても、看護師 D の取り組みが目標を迅速に達成したことは事実であり、まぎれもなく本人の「成果・業績」です。このような場合、基準に基づき、正

当に最高点をつけるのが原則です。運も実力の一部と見なされるため、上司からのサポートを受けていたとしても、目標を達成した事実は変わりません。「運が良かっただけだから」と評価を割り引くことは誤りです。

Case 5 当初の目標に全く取り組めず、期中に修正した場合

> 看護師 E は、「看護記録方法の見直し」という当初立てた目標には全く取り組んでいなかったが、その目標は期中に「看護必要度評価マニュアルの作成」に修正された。修正後の目標にはしっかりと取り組み、年度内にマニュアルを完成することができた。この目標の修正は、上司との話し合いによって行われたものであった。

【Case 5　解答と解説】　評価＝3

上司との確実な話し合いのもとで「看護必要度評価マニュアルの作成」という目標に修正され、年度内にきちんと達成できたため、評価は「3（目標どおり達成できた）」となります。評価に迷うのは、当初の目標「看護記録方法の見直し」に全く取り組んでいなかったという点ですが、目標が修正された以上、以前の目標は評価対象外となります。取り組みがなかったことが気になるかもしれませんが、ここでは切り離して考え、修正後の目標だけをもとに判断します。

行動評価の流れ

ここでは、行動評価の全体的な流れについて説明します。

第1ステップ：行動評価の理解

日頃から、被評価者に対する評価項目や尺度、具体的な評価の観点を確認し、十分に理解しておきます。

第2ステップ：行動の観察と把握

行動評価の対象となる「行動」を選択する際は、次の事項に留意します。

①日常的に部下の業務行動をよく観察し、必要に応じてメモを取っておく。
②以下の行動は評価の対象外とする。
　・うわさや推測（ただし、疑問がある場合は事実確認を行う）
　・職務遂行外の場面での態度（例：生意気、几帳面、おとなしい、下品
　　など）。ただし、職務に影響が出る場合は、その結果を評価に含める
　・評価対象期間外の行動
③観察した行動は、単なる羅列ではなく、その間の因果関係も整理しておく。

　行動評価は、1年間の業務を通じて日々の行動や発揮された能力を評価する制度です。メモを取らずに記憶だけに頼って評価すると、重要な行動を見逃す可能性があります。特に多くの部下を持つ場合、数カ月前の行動をどこまで正確に思い出せるでしょうか？ ちょっとした出来事でもメモを取ることで、「そういえばあのとき、こんなことがあった」と思い出す手助けになり、評価を実施する上でとても貴重な情報になります。また、その出来事が評価期間内かどうかを確認することもできます。1年間という評価期間を常に意識しておかないと、後述する「直近効果」（→ p.113 参照）による偏った評価が生じるため、注意が必要です。

第3ステップ：評価の実施

　評価を「1 〜 5」の5段階で行う場合、該当する評価の点数を選んで記入します。ここで重要なのは、評価者によってばらつきが出ないように、評価の基準をできるだけ統一することです。特に、標準となる「3」の基準を揃えることが大切です。つまり、「各評価要素がどの程度であれば、『病院が求める標準レベル』といえるのか」を統一して理解しておく必要があります。

第4ステップ：コメント欄の記入

　被評価者のどの行動を評価したのか、また、今期の振り返りや来期への期待について、育成の観点からコメント欄に記入します。行動評価では、本人の職務行動を最もよく把握している一次評価者の意見が最も重視されます。最終評価が二次評価者による場合でも、一次評価者との十分なコミュニケーションを図り、評価を決定することが重要です。評価結果のフィードバックは、行動評価シートを開示（コピーを渡す）して行うため、評価欄やコメント欄はルールに基づいてきちんと記入しておく必要が

あります。特に、本人の自己評価との差が大きい場合、その理由を明確に記入することが大切です。

◈ コメント欄の活用例

（評価項目「問題解決・患者様対応」が良かった場合）
　患者様やご家族へいつも笑顔で丁寧に対応しています。また、トラブル発生時も的確に報告・連絡・相談を実行しており、非常時対応の実力が認められます。来期も期待しています。

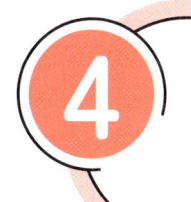

4 評価時に頻出するエラー

評価は本来、客観的に行われるべきものですが、人が人を評価する以上、どうしても主観が入り込みがちです。これを完全に防ぐのは難しいものの、評価者は公平・公正な評価を行うために、できるだけ主観を排除し、客観的な評価を心がけることが求められます。正しい評価を行い、被評価者の納得感を高めるためにも、自分自身の評価傾向を理解することが重要です。

1 評価エラーの実態

感情や思い込み、価値観、先入観などを全て排除するのは容易ではありません。そのため、評価エラーを完全にゼロにすることは現実的に難しいと言えます。公正で公平な評価が必要だと頭では理解していてもできないのは、本書を読んでいる皆さんだけではありません。まずは、評価エラーがどのような実態を持つのかを明らかにしていきましょう。

筆者は、病院や看護部の経営コンサルティングを行う際、管理者が実施した評価結果の傾向を分析・監査することがあります。今回は、かつて人事制度構築の依頼をいただき、病院管理者の評価行為の現状分析を行った関東地区の X 病院における事例を紹介します。新たに人事評価制度を導入する際、それまでに管理者が実施した評価結果を数年分お預かりし、分析した内容の一部をもとに解説します。

X病院で見られた評価エラー

X 病院の当時の人事評価制度は、SS から E までの 8 段階であり、標準評価は「B」でした。**図表 4-5** は、数年前のある年度において、看護部を含む全部署の管理者が部下に対して実施した評価結果を集計したものです。通常は、標準評価の「B」が最も多くなるだろうと思われますが、X 病院では「B」より一段階上の評価「BA」が52％を占めました。つまり、職員の半数以上が標準より良い評価を受けたことになります。

図表4-5	X病院：令和△△年度人事評価結果							
評価段階	SS	S	A	BA	B（標準）	C	D	E
割合	0%	2%	12%	52%	23%	7%	4%	0%

　個々の職員の評価が良ければ、病院の業績も良いはずですが、この年度のX病院の業績は平年並みで、特に良好とは言えませんでした。個人の高評価が必ずしも病院全体の業績に結びついていないという事実を、皆さんはどのように感じるでしょうか？ ここから、管理者の評価エラー、すなわち評価の上振れがあったことが推測されます。さらに、部門別に見ると、この年のX病院では看護部以上に薬剤部やリハビリテーション部で評価の上振れが顕著でした。

　評価結果を集計した後、上振れが強い部門の管理者にヒアリングを行ったところ、標準評価（B）を十分に認識していなかった管理者や、意図的に高い評価をつけていた管理者がいたことがわかりました。X病院では、評価結果が賞与に反映されていたため、ある管理者は「他部署よりも自部署の部下に多く賞与をあげたいので、意図的に高い評価をつけた」とコメントしています。賞与が評価に影響を与え、公正・公平に評価すべき管理者の判断を曇らせていたのです。さらに、セクショナリズムが評価に影響し、評価制度本来の機能が失われ、自部署の賞与額を多くするためのような評価に歪んでしまいました。

　とはいえ、最高評価の「SS」や最低評価の「E」をつけた管理者はいませんでしたが、結果として全体の評価は前述の図表4-5のように偏りを見せました。これはX病院に限ったことではなく、他の病院でも同様の傾向が見られます。管理者が公正・公平な評価の重要性を理解していても、実際に評価を行う際には無意識のうちに主観が大いに入り込み、評価にエラーが生じるケースが散見されます。

　一方、評価結果を賞与などの処遇に反映させず、育成目的にのみ使用している病院・看護部でも、必ずしも公正・公平な評価が行われているとは限りません。処遇に反映されるかどうかにかかわらず、評価の現場では実にさまざまな評価エラーが起こっているのです。

❷ 評価エラーの種類

　次に、評価者が陥りやすい一般的な評価エラーについて解説します。図表4-6に、エラーの種類、その概要、および対応策についてまとめました。

図表4-6 評価者が陥りやすい評価上の主なエラー

種類	概略	対応策
①ハロー効果	被評価者の特定の優れた部分や劣っている部分が、他の部分や全体の評価に影響を与え、同様の評価をしてしまうエラーのこと。「ハロー（halo）」とは、太陽や月の周囲に現れる光の環や、仏・菩薩の背後に輝く光輪を指す	・先入観（学歴、経歴、容姿、外見、言動など）の意識的排除 ・推測による評価を排除し、具体的事実に基づき評価要素ごとに評価する
②寛大化傾向	実際よりも寛大な、甘い評価をしてしまう傾向。評価者は毎日顔を合わせている被評価者に悪い点をつけたくないという「やさしさ」が関係するとされている	・評価段階の基準に対する理解を深め、特に「標準」レベルを十分に認識する ・部下の能力開発の観点で評価する使命感を持つ
③減点化傾向	評価が実際よりも厳しくなりがちな傾向	・寛大化傾向と同様に、評価基準をしっかり理解する ・厳しい指導と褒めて伸ばす育成のバランスが必要
④中心化傾向	評価が中央の「標準」レベルに集中し、優劣の差が少なくなる状態。評価基準が曖昧で、評価者が確信を持って評価していない場合に生じやすい	・評価能力を向上させ、自信を持って評価に臨む ・具体的事実を多く集め、要素別に評価を行う ・評価基準を明確に理解する
⑤二極化傾向	中心化傾向の逆で、評価が極端に優劣の二極に分かれる傾向。評価者の基準が極端に高いか低い場合に起こりやすい。アクの強い評価者や、好みのはっきりした評価者が陥りやすい	・基準のレベルと各評価段階のレベルを再確認する ・謙虚な評価姿勢で評価に臨む
⑥論理的誤謬	評価要素間に関連があると見なし、同じように評価してしまうこと（例：積極性と責任感）	・評価要素ごとの区分を明確に意識する
⑦対比誤差	評価者の得意分野で基準が高く、苦手分野で基準が低くなる傾向	・自分を基準にせず、客観的に評価する ・評価基準の理解を深める
⑧逆算化傾向	処遇や院内序列を考慮し、評価結果を見越して評価を行う傾向	・分析評価を経た上で最終評価を決定する手順を守る
⑨直近効果	評価時期直前の印象的な出来事が評価に影響してしまうこと	・メモや具体的事実に基づき、評価対象期間全体を俯瞰して評価する

1 ハロー効果

　評価エラーとしてよく知られているのがハロー効果です。ハロー効果とは、ある出来事や特徴に引きずられて評価全体が歪んでしまう現象を指します。「ハロー（halo）」は、太陽や月の周囲にできる暈や仏・菩薩の体から輝く後光を意味します。後光に目がくらむと、その人の全体像が見えなくなり、評価エラーが起きるのです。

　例えば、部下のある部分が優秀であると、「他の部分も優秀だろう」と先入観を持ってしまうことがあります。キャリアの豊富なスペシャリストが自分の病棟に入ってくると、「できる人」という先入観で評価するケースもあるでしょう。このように何かに気を取られていると、他の部分は見ているようで実際には見ておらず、推測で評価してしまいがちです。推測での評価では、公正さを欠くことになります。

　ハロー効果は、良い側面に引きずられて評価が歪む現象ですが、逆に悪い先入観に引きずられる「ホーン効果」もあります。これは、良い評価が出ても大きなノイズでかき消され、エラーが生じることを意味します。

2 寛大化傾向

　X病院の例で示したように、評価の上振れが「寛大化傾向」というエラーであり、これは多くの管理者に見られます。「標準はBだが、今回はBAにしておこう」や「本当は3だが、いつも頑張っているので4にしておこう」など、実際よりも甘い評価をする傾向です。また、X病院のように意図的な評価の上振れも見られます。顔を合わせる機会が多いと悪い評価をつけたくないという意識からも寛大化傾向が生まれます。

　ある病院での管理者へのヒアリングでは、「良い評価をつけるとモチベーションが上がるので良いことだ。悪い点をつけるとモチベーションを下げてしまう」「悪い評価をつけると辞めるかもしれないから避けたい」など、評価に対する誤解や悪い評価をつけることを心配する声も聞かれました。このエラーを防ぐためには、自施設の評価制度における評価段階の尺度や基準、特に「標準」の理解を深めることが重要です。管理者がこの「標準」のものさしを持っていないと、寛大化が起きやすくなります。また、悪い評価をつけることに対する罪悪感を手放し、部下の能力開発のために正しく評価する使命感を持つことも大切です。標準以下の「C評価」が妥当であるなら、それは悪い評価ではなく正しい評価だという信念を持ち、管理者として正確な評価を伝える責任と義務があります。

　寛大化傾向のある管理者がいる部署では、自己評価の高いスタッフが増えていきます。これは管理者が「2」を「3」、「できていない」を「できている」と評価するためです。管理者は、自身の寛大化傾向が原因で自己評価の高いスタッフが増えていることを自覚せず、それを棚に上げて「先生、聞いてください。うちの部署のスタッフは自己評価が高くて困っているんですよ」と第三者に愚痴をこぼすこともあります。甘い評価を受けたスタッフは「私は師長に高く評価されている。自分はできている」と勘違いし、現場に混乱を生じ、最終的には患者さんに悪影響が及ぶこともあります。こうしたスタッフが自己評価の高さに気づくのは、寛大化傾向の上司が他部署に異動し、公正な評価ができる上司に変わったときです。

　新卒のときから寛大化傾向の上司のもとにいると、いつまでも「自分はできている」と誤解し、現実に気づくことがありません。師長自身が寛大化傾向に気づかないと、できていないのにできていると言い張るスタッフが増え、「この師長のもとではスタッフが育たない」といった評価にもつながります。寛大化傾向はスタッフの成長機会を奪い、残念ながら評価エラーの中で最も多く見られるものなのです。

❸ 減点化傾向

　寛大化傾向の反対にあたるのが減点化傾向です。評価は厳しくあるべきだと考える管理者によく見られる傾向で、特に完璧主義や自分に厳しいタイプの管理者に多く見られます。自分の基準で評価しようとするため、他者にも厳しくなり、できていることもできていないと評価してしまいがちです。評価は自分のものさしではなく、病院の定めた「標準」に基づいて行うことが求められます。

❹ 中心化傾向

　中心化傾向も多く見られるエラーの一つです。評価が5段階なら真ん中の「3」、3段階なら「B」を選ぶ傾向を指し、「真ん中にしておけば無難だろう」「間違いないだろう」といった意識から生まれます。評価に対する理解が不十分だったり、判断材料が少ない場合、「よくわからないからB」「情報が足りないから真ん中の3」といった理由で中心化傾向が生じます。さらに、管理者の評価基準に対する理解が曖昧で、自分の中で確信を持てない場合にもこの傾向が出やすく、「評価しているようで実際には評価していない」という状態に陥ります。

　しかし、頑張って成果を出した人にとって、真ん中の評価は決して満足できるものではないはずです。「こんなに頑張ったのにBしかつけてもらえないのか。師長は本

当に私の頑張りを見ているのか」と不信感を抱き、モチベーションが下がる可能性があります。一方で、誰が見ても基準に達していない人に真ん中の評価をつけると、評価が甘くなったことはそのスタッフにとってラッキーでしかありません。「できていないけど標準」というのは実質、寛大化傾向でもあります。「この程度でも標準をもらえるんだ」と思い、努力しなくなります。

中心化傾向は、できている人とそうでない人の双方に悪影響を及ぼします。「2・6・2」の法則に則れば、スタッフの6割は真ん中の評価に収まるかもしれませんが、残りの4割は真ん中であるべきではありません。評価における「真ん中」は「無難」であるとは限らず、実際には「難有り」なのです。

❺ 二極化傾向

中心化傾向の逆が二極化傾向です。「良い」か「悪い」かのどちらかで評価してしまうもので、メリハリをつけようと意識しすぎると生じる傾向です。評価には基準と段階が設けられているため、その基準と段階を確認し、謙虚な姿勢で評価することが大切です。

❻ 論理的誤謬

評価要素同士が密接に関連していると「同じ」と判断してしまい、同じ評価をするエラーが論理的誤謬です。これは特に「情意評価」（仕事への姿勢や取り組み方を評価する項目）でよく起こります。例えば「積極性」と「責任感」は、どちらも仕事に取り組む上で必要な姿勢で関連していますが、積極性があるのは責任感があるからであり、責任感があることで積極的になると考えられ、異なる評価項目です。病院の情意評価項目にこのような似た項目があった場合、関連しているからといって同じ評価をするのではなく、評価項目ごとに意味を理解し、分析的に評価する必要があります。

❼ 対比誤差

評価は基準に沿って行うべきですが、「自分と比較して評価してしまう」エラーが対比誤差です。評価者自身の得意分野では評価が厳しくなり、評価基準のレベルが高くなります。一方、苦手とする分野では甘い評価になる傾向があります。

例えば3年目のスタッフを評価する際に、「自分が3年目のときはこれくらいできた」と無意識に自分と比較してしまっていないでしょうか？ 逆に、整理整頓が不得意な看護師長が、整理整頓が普通にできているスタッフを「あなた凄いわね」と高く

評価してしまうケースもありえます。病院が定めた評価基準があるにもかかわらず、自分自身が評価のものさしになってしまうのです。

❽ 逆算化傾向

これは、昇格者を決める場合や、賞与評価で一部のメンバーに特別なS評価をつけることが求められる場面で起きやすい傾向です。あと1点あれば昇格となる場合に無理やり基準を満たそうとしたり、総合でS評価になるように特定の項目の評価を加点したりするなど、評価を逆算して調整する行為です。こうした行為は公正さを欠き、評価エラーとなります。

❾ 直近効果

評価をつける時期に近い出来事が評価に影響することを直近効果といいます。本来は4月から3月までの1年間を通じて評価するべきですが、評価直前の3月にアクシデントが起きると、それが強く印象に残り、それまでの評価を歪めてしまうことがあります。

5 一次評価と二次評価の違い

1 一次評価者と二次評価者に求められる役割

　各看護単位で評価を行うのは、評価権限を持つ看護管理者です。特に、看護師長などの一次評価者に求められる「評価能力」は非常に重要です。一般企業でも管理職に「人材評価力」を求め、それを人事評価の項目に加えている例も見られます。一次評価者には、直属の部下に適切な目標を指示することと、部下の行動を「印象」や「感情」に左右されず、「客観的な事実」に基づき評価することが求められます。そして、自身が担当する管轄看護単位の全体的なレベルも考慮し、公平・公正な評価を行うことが求められます。

　一方、二次評価者には全体の評価の調整が求められます。二次評価が最終評価となる場合が多いため、一次評価者と二次評価者が十分にコミュニケーションを取り、評価を確定させることが必要です。一般的に二次評価者は、看護部長や副部長がその役割を担うことが多いと思います。看護部長などは、看護師長が行った評価結果を確認し、全体のバランスを考慮して二次評価を行います。評価は絶対評価が原則ですが、二次評価者には看護部全体を視野に入れ、それぞれの看護単位の評価結果を相対的に比較することも必要です。評価が明らかに偏っている部署の看護師長にはヒアリングを行い、必要に応じて修正を依頼する場合もあります。このように、最終的には母集団の平均点や評価の分布状況を見ながら、看護単位間での調整を行います。

2 行動評価と業績評価を5段階で評価する場合

1 一次評価者：絶対評価

　絶対評価は、特定の基準に基づいて絶対的に評価する方法です。

　行動評価と業績評価は、評価の基準は異なりますが、どちらも5段階の評価基準として考えてみます。この評価基準（絶対基準）に照らし合わせて、他の職員と比較

せずに評価を行うのが絶対評価です。

② 二次評価者：相対調整

相対調整は、特定の基準に基づく評価ではなく、相対的な調整を行う方法です。

一次評価者は5段階の評価基準（絶対基準）に従い評価しますが、二次評価者は被評価者をいつも直接見て評価するわけではありません。複数の一次評価者の「評価の目」を相対的に調整し、一次評価者による評価の「甘い・辛い」をチェックし修正することが相対調整の役割です。

相対調整を行う際、人事部から評価分布のガイドラインが示されることがあります（**図表 4-7**）。これは、主に賞与原資が決まっている場合に示されることが多くあります。あくまで目安であり、ガイドラインに過ぎませんが、評価の上振れを防ぐ効果があります。

図表4-7 相対調整における評価分布のガイドライン（例）

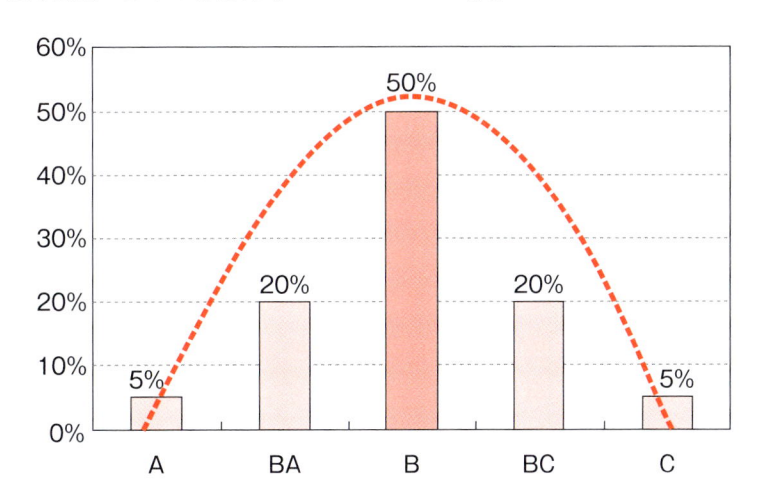

＊このグラフは評価分布のガイドラインとして作成したイメージです。あくまで目安であり、この分布に強制的に調整されるものではありません。一次評価者は絶対評価を行うため、直接的に評価分布の制約を受けることはありません。

第5章

人事評価面談

評価面談の意義と目的

　管理者がスタッフを評価すると、評価結果が出ます。この結果は上司が行った評価ではありますが、内容は評価されたスタッフ本人のものです。評価制度の適切な運用を考えると、その結果をスタッフ本人にフィードバックすることが正しい流れです。しかし、評価を実施しても結果を伝えない管理者に出会うことがあります。また、病院によっては、評価をしても面談を行わないところもあるようです。厳しく言えば、それは「評価が持つ育成機能を放棄している」とも言え、非常に残念なことです。

　一般的に、評価と面談はセットです。1年間を共に同じ部署で大変な思いをして働いてきたメンバーと結果を共有し、話し合う場を設けることは、管理者にとって非常に重要なプロセスです。評価制度において、評価結果を伝える唯一の場が「評価面談」であり、評価面談は今後の成長に向けたスタートとなる機会でもあります。ただ結果を機械的に伝えるだけなら、スタッフを順番に呼び、評価シートという紙切れ1枚を事務的に渡すこともできるでしょう。しかし、その紙切れ1枚に付加価値を与えられるかどうかは管理者次第です。教育熱心な管理者であれば、評価制度を活用し、面談を効果的に行いたいと考えるはずです。評価制度の最終プロセスである評価面談の内容が、組織マネジメントや評価制度運営に大きな影響を及ぼすのです。

　では、なぜ評価面談が重要なのでしょうか。一般的に、評価面談の意義として以下の3つが挙げられます。以下、解説していきます。

評価面談の意義
①スタッフの能力開発のため
②評価の納得性を高めるため
③スタッフのモチベーションを高めるため

① スタッフの能力開発のため

　スタッフは日々の業務遂行を通じて学んだ知識やスキルを現場で活かし、行動することで成果を生み出します。1 年という長いスパンの中で、スタッフは新たな知識やスキルをさらに身につける機会があり、その「習熟度」や「できるようになったこと」を評価項目に沿って上司と確認する場が評価面談です。

　また、目標管理制度では、目標設定面談の場で、スタッフ本人にとって少し難しめの「ストレッチ目標」を設定し、そのチャレンジする取り組み過程を通じて能力の向上を図るしくみが含まれています。ただし、スタッフ自身が自分の成長度合いを正確に把握することは難しいため、管理者が観察し、「ここが成長している」と伝える場が必要です。面談がなければ、真の能力開発にはつながらないのです。

② 評価の納得性を高めるため

　評価を実施する際は、基本的にスタッフの自己評価と直属の上司による一次評価の 2 つの結果が得られます。しかし、人事制度における評価結果が昇給・昇格・賞与などの処遇に反映される際には、上司の評価結果が使用されます。これは、評価に客観性と公正さが求められるためです。自己評価にはどうしても主観が入りやすく、正確な評価が難しいことも多いため、上司とスタッフの評価にギャップが生じることもよくあります。

　例えば、スタッフ自身は「できている」と思っていても、上司から見るとまだ基準には到達していないと判断されることもあるでしょう。逆に、上司から見て達成している評価項目について、スタッフが納得しておらず低く自己評価してしまうこともあります。このような上司と部下の間で生じるギャップをそのままにしておくと、スタッフは自身の強みや課題を認識できないまま時がすぎ、次年度を迎えることになってしまいます。

　また、面談を行わず、上司から評価結果だけが一方的にスタッフに伝えられたとしたら、どうでしょうか。スタッフにとっては、自己評価とのギャップは明確になりますが、その説明がなければ納得感は低くなります。「なぜこの評価なのか」という客観的な事実や根拠の説明が必要です。上司が部下との face to face の面談で、評価の根拠を真摯に伝えることには大きな意義があります。この場で上司が丁寧に説明することで、自己評価が高い場合でもスタッフは納得感が得られるでしょう。

③ スタッフのモチベーションを高めるため

　評価面談には一般的に 30 分程度が必要とされます。日常的に管理者とスタッフが
まとまった時間を取って臨床実践能力について話し合う機会は、評価面談を除けばほ
とんどないのではないでしょうか。スタッフは、管理者に「自分を見てほしい」「理
解してほしい」「認めてほしい」という承認欲求を抱いており、評価面談はこの欲求
を満たす貴重な機会となります。普段忙しそうな師長が自分のために時間を割いてく
れ、悩みも聞いてもらえることは、スタッフのモチベーションを自然に高める効果が
あるのです。

　面談で管理者が伝える内容には、良い評価もあれば、改善が必要な点も含まれるで
しょう。良い評価の場合は、「できたこと」や「成長したこと」をスタッフと確認し、
承認欲求が満たされることでモチベーションが向上します。

　一方、「できなかったこと」を伝える際には、評価面談における育成の視点が重要
になります。基準に達しなかった理由について、なぜできなかったのかを管理者とス
タッフが共に原因を分析し、共有することが大切です。また、目標に届かなかったと
しても、その過程や取り組み姿勢を評価し、きちんと伝えることも重要です。結果だ
けでなくプロセスをちゃんと見ていたことを言葉で示すことで、信頼関係が深まりま
す。その上で、今後「どうすればできるようになるか」を話し合うことが効果的です。

　また、「どうすればできるようになるか」を話し合う場面では、管理者が答えを与
えるティーチングではなく、コーチングスキルを使うことが望ましいです。答えを与
えすぎると、その後も指示待ちのスタッフになってしまう可能性があるからです。原
因が明らかになり、コーチングによりスタッフが自分の力で今後の見通しを立てられ
ることで、取り組みへの意欲が高まり、モチベーションも向上します。

　評価面談は、単に評価結果を伝える場にとどまらず、部下に対してさまざまな影響
を与える機会です。基準や評価の根拠を明確にすることで納得感が得られ、これから
目指すべき業務の方向性や能力開発について上司と部下が共有感を高める場としての
役割も果たしています。

2 評価面談に必要なスキル

1 評価面談で心がけること

評価面談に臨む際に、評価者が心がけるポイントを整理しておきましょう（**図表 5-1**）。

まず、スタッフの話をしっかりと傾聴することです。1 年間の中でスタッフはさまざまな経験をし、不満を抱いていることもあるかもしれません。面談の場でその不満を率直にぶつけてくるスタッフも多くいますが、その際、管理者は反論したり議論すべきではありません。ひたすら話を聞いて受け止める姿勢が大切です。スタッフが話を聞いてもらうことで満足感を得られることが多いため、ひと通り話してもらいましょう。その後、管理者は評価結果を伝える際に、スタッフの不満に対して冷静かつ客観的に対応するようにすればよいのです。評価者は、不満に「それは違う」などと否定せず、受け止め、決して感情的にならないことが重要です。

次に、スタッフの成長については必ず伝えることが必要です。若手スタッフはもちろん、中堅やベテランスタッフも 1 年の中で多くの経験を通じて確実に成長しています。管理者がしっかりスタッフを観察していれば、その成長は見えるはずです。観察に基づく具体的な事実をもって成長のポイントを伝えるとよいでしょう。

最後に、面談は貴重な機会であるため、評価結果についてスタッフの納得が得られるまで話し合う姿勢が求められます。できたことや成果について、自施設の評価基準に当てはめ、客観的事実やエビデンスを明示しながら合意形成を図ることが大切です。評価行為は管理者の権限であると同時に責任でもあります。責任感を持って評価を行い、それをスタッフに丁寧に伝えていくことが求められます。

①スタッフの自己評価をまず傾聴する
・スタッフの今期の振り返りを問いかけ、じっくり話を聴く
・スタッフから不平不満が出た場合も、その場で議論したりせず、評価結果を伝える際に説明する

②スタッフの成長した点や優れていた点を必ず伝える
・管理者がそのスタッフの業務を認めている姿勢を示す
・今期の事実、具体例を挙げながら話す（アイメッセージで！）

③評価結果についてスタッフの納得が得られるまで話し合う
・評価結果への責任感と「納得してもらいたい」という姿勢を示すことにより、スタッフとの信頼形成につなげる

　評価面談は、基本的には、評価結果が出そろう期末に行います。ただし、評価は1年という長期にわたるため、期の途中で中間評価面談を行うことが多くあります。目標管理制度の場合、期初に目標設定面談を行い、その後に中間・期末と合わせて年3回の面談を行う形が一般的です。さらに、病院や看護部の指示による面談に加え、臨時の指導や相談を目的とした面談も必要に応じて実施します。

　これらの評価面談は漫然と行うのではなく、管理者とスタッフ双方が準備した上で臨むことが大切です。お互いに多忙な中で貴重な時間を使う面談であるからこそ、効果的な内容にすることが必要です。

❷ 面談に必要なスキル

　評価面談を短時間で効果的に行うには、面談スキルが欠かせません。面談がうまくいかない原因の多くはスキル不足に起因しています。管理者として、いかに効率的かつ効果的な面談を行うかを常に意識し、課題として捉えておくとよいでしょう。以下に、最低限身につけておきたいスキルについて解説します。

❶ 面談の進行スキル（心得）

　面談は、いきなり本題から入るべきではありません。効果的な進め方を理解し、原

則に従って進めることが大切です。特に評価面談では、若手スタッフが緊張しやすく、中堅スタッフが感情的になることもあります。これは、評価結果への不安や日常の不満、面談で何を言われるのだろうという不安が背景にあるためです。こうしたスタッフに対しては、導入部分でアイスブレイクを意識し、話しやすい環境を作るように心がけましょう。面談の進め方については、承認や共感に重きを置き、心構えをして臨むことが重要です。

❷ コーチングスキル

評価面談の目的は、単に評価結果を伝えることではありません。この 1 年間を振り返り、気づきを促すことも重要なプロセスです。そのため、管理者が一方的に話すのではなく、スタッフ自身が話す時間を多く持つことが大切です。振り返りを通じてスタッフに気づきを促し、課題に対する解決策を考える機会としましょう。決してティーチングとならないよう、スタッフに気づきや成長を感じてもらう場にするべきです。面談では、管理者が「どう話すか」「どのようにコミュニケーションを取るか」に意識が向きがちです。もちろん管理者が話す場面もありますが、それ以上に大切なのは、スタッフ自身に話をしてもらうことです。

一般的に、人はほとんどのことを具体的に認識していないと言われます。漠然と捉えていたことを言語化し、他者に説明することで抽象的な概念が具体化します。スタッフが「話せた」という感覚を持つことで、面談に対する納得感が生まれます。管理者が一方的に話す面談では、スタッフは十分な満足を得られません。つまり、面談の成否は、管理者がどれだけスタッフの話を引き出せるかにかかっているのです。

✚ 傾聴

評価面談におけるコーチングスキルでは、傾聴、承認、質問のスキルが重要です。まず、管理者は「聴く」姿勢に徹しましょう。傾聴のスキルを活用し、スタッフが 1 年間の取り組みや工夫、頑張ったことについて話せるようにし、ただ耳を傾けるだけでなく、適宜うなずきや要約、共感の言葉を交えて積極的に聴きましょう。こうした姿勢で「私（管理者）はあなた（スタッフ）に興味を持っている」ことを伝えます。

✚ 承認

承認スキルでは、この 1 年間で見られた成長や習熟、少しでも進歩が見られた部分を管理者が具体的に口に出して認めることが大切です。結果承認だけでなく、成果が出なかった場合でも、その過程での努力や具体的な行動を承認し、「結果だけでなく努力をきちんと見ている、理解している」ことをスタッフに伝えましょう。

　質問スキルでは、できるだけオープンクエスチョンを用いてスタッフの意図や考えを引き出すことが効果的です。

目標管理制度における 3つの面談

　まず、目標管理制度における3つの面談（目標設定面談、中間面談、期末評価面談）について解説します。中間面談と期末評価面談は、ラダー評価でも同じように進めるとよいでしょう。

1 目標設定面談

1 事前準備

　評価面談は一般的に期末に行うものですが、目標管理制度を導入している病院では、期初に目標設定面談が実施されます（**図表 5-2**）。この制度における年3回の面談の中でも特に重要なのが目標設定面談であり、しっかりと事前準備を行っておかなければなりません。

図表5-2 目標管理制度の面談

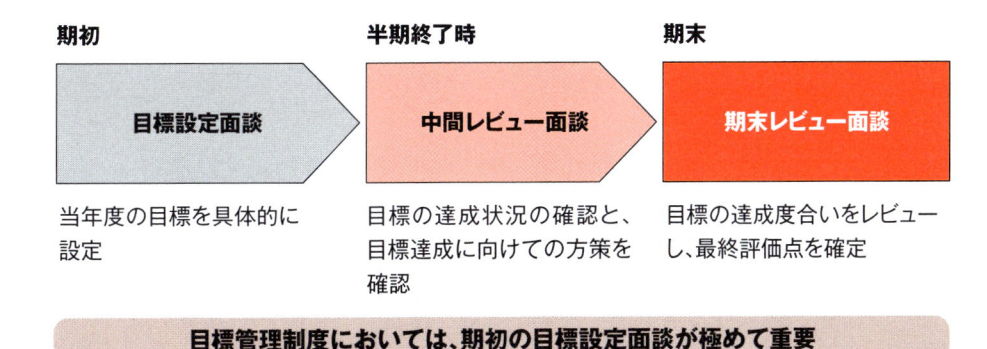

期初	半期終了時	期末
目標設定面談	**中間レビュー面談**	**期末レビュー面談**
当年度の目標を具体的に設定	目標の達成状況の確認と、目標達成に向けての方策を確認	目標の達成度合いをレビューし、最終評価点を確定

目標管理制度においては、期初の目標設定面談が極めて重要

　基本的には**図表 5-3**に示した6つの準備が必要です。出たとこ勝負の面談では決してうまくいきません。特に「③目標のギャップの把握」が不十分だと、面談がスムーズに進みません。また、「⑥励ましの言葉の用意」も、スタッフがこれからの1年間に難易度の高い目標に挑戦するにあたって、前向きな声かけとして重要な要素です。

①個人情報の把握	これまでのキャリアを確認する。前年までどのようにキャリアを積み、どこに改善が必要であるかを十分に把握しておく必要がある。
②期待することの整理	今年度、上司がスタッフに期待することを明確に伝える。
③目標のギャップの把握	事前に提出してもらった「目標設定シート」をもとに、面談前にスタッフの目標を把握し、上司の期待とのギャップを考えておく。スタッフが上司の期待より低い目標を提出している場合に備え、面談時の説明材料を用意しておく。
④面談の進め方の検討	情報を分析した結果、各スタッフにどのような流れで面談を行うかを検討し、「目標設定面談進行シート」などでシミュレーションを行い、適切な面談の進め方を準備する。
⑤支援計画の検討	目標を達成するために、上司としてどのような支援やバックアップができるか支援計画を立てる。全体管理を通じて各スタッフにどの程度の支援が可能かを検討し、自分ができない支援は約束しないことが重要である。また、スタッフのレベルの違いも考慮する。
⑥励ましの言葉の用意	スタッフを勇気づけ、意欲を高めるために上司からの励ましの言葉が有効である。スタッフを孤立させないための声掛けや、承認しているという気持ちを伝える言葉を準備する。スタッフの個性に合わせ、ワンパターンにならないように工夫することが肝心である。

2　目標設定面談の進め方

　目標設定面談では、その年度の目標を具体的に設定します。しかし現実には、スタッフが多いためになかなか期限内に面談が終わらず、8月までかかってしまうという声もよく聞かれます。一人の面談を行うだけでも大変で「どっと疲れる」とか、「つい悩み相談になり、一人1時間ほど話し込んでしまう」という師長も少なくありません。それだけ大変なことではありますが、目標設定面談は最も重要な面談です。期限内に終わらせるという強い意志を持って進めなければなりません。

　スタッフは師長にとって「第一の顧客」と言えます。業務が多忙であっても、教育の貴重な機会として、面談を可能な限り優先して進めてほしいと思います。面談にはタイミングが重要で、遅くなれば遅くなるほどスタッフが目標に向かってチャレンジする時間が短くなってしまいます。師長はスケジュールを整理し、必ず期限内に完了するよう努めなければなりません。

　図表5-4に、目標設定面談の流れを示します。

図表5-4 目標設定面談の流れ

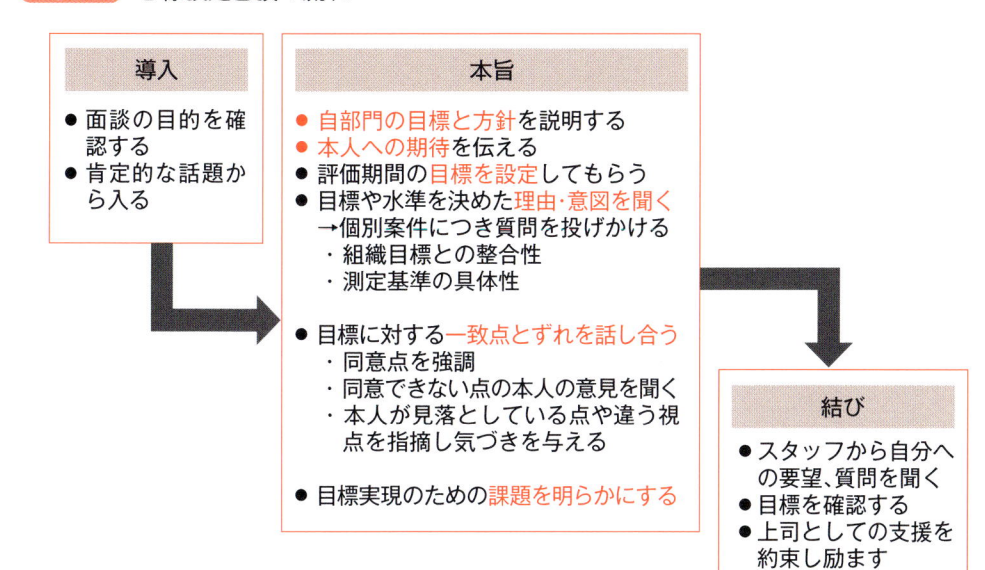

導入
- 面談の目的を確認する
- 肯定的な話題から入る

本旨
- 自部門の目標と方針を説明する
- 本人への期待を伝える
- 評価期間の目標を設定してもらう
- 目標や水準を決めた理由・意図を聞く
  →個別案件につき質問を投げかける
  ・組織目標との整合性
  ・測定基準の具体性

- 目標に対する一致点とずれを話し合う
  ・同意点を強調
  ・同意できない点の本人の意見を聞く
  ・本人が見落としている点や違う視点を指摘し気づきを与える

- 目標実現のための課題を明らかにする

結び
- スタッフから自分への要望、質問を聞く
- 目標を確認する
- 上司としての支援を約束し励ます

◆ ①導入

　導入部分では、面談の目的を確認するところから始めます。「今から△△年度の目標設定面談を始めます」と、具体的かつ明確に伝えるとよいでしょう。この一言で、スタッフも面談に臨む心構えができるためです。このような言葉がないままに面談を始めてしまうと、「これが今年の目標設定面談なんだ」という共通認識がないまま話が進むことになり、スタッフが戸惑う可能性があります。

　例えば、師長が夜勤明けのスタッフに「ちょっといいかな」と声をかけ、「今年の目標なんだけど……」と空いた時間を使って突然話を始めたら、スタッフはどう思うでしょうか。管理者側は面談を実施したという認識であるにもかかわらず、スタッフから「あれが面談だったのですか？　私はちゃんとした面談を受けていません」と言われたというケースもあります。

　目的を確認した後は、まずアイスブレイクに努めましょう。面談という場に緊張しているスタッフも多いため、話しやすい雰囲気づくりは管理者の役割です。可能であれば、スタッフを褒めたり、認めたりするような肯定的な話題から入るとよいでしょう。「今日のAさんへの対応、良かったね」といった、承認欲求を満たす語りかけが効果的です。これにより「私はあなたのことをちゃんと見ています」という姿勢を示すことにつながります。初めにスタッフの承認欲求が満たされれば、スタッフの満足度も高まり、面談を良い方向へ導くことができます。こうした導入の重要性は目標設

定面談に限らず、全ての評価面談に共通します。導入部分は、大切に入っていただきたいと思います（**図表5-5**）。

◆ ②本旨

　本旨の部分では、自部門の目標や方針を説明した後、まず本人に期待することを伝えることが重要です。評価面談は基本的に期末に行われるのに対し、目標設定面談は期初に行われるため、今期の期待を直接伝えてモチベーションを高める絶好の機会と言えます。次に、スタッフが設定した目標について質問し、目標の理由や意図を確認していきます。提出される目標は必ずしも適切とは限りません。スタッフ本人のキャリアや能力に比べて明らかに低すぎる目標が設定されることもあるでしょう。「達成しやすい目標にして評価を高くしたい」という意図かもしれませんが、その場合、面談の中で管理者が適切なレベルへの調整を行わなければなりません。容易に達成できてしまう目標では、スタッフの能力は開発されないのです。

図表5-5 期初の目標設定面談のポイント

面談の手順	良い評価者のパターン	悪い評価者のパターン
1 準備する	目標管理制度の目的・主旨および部下の最終ゴールイメージを整理しておく	出たとこ勝負！
2 雰囲気作り	落ち着いて話せる場所・時間帯を選ぶ	場当たり的に簡単に済ませようとする
3 同意点の強調	同意できるところから話し始める	相手の考えを否定することから始める
4 同意できない点について本人の意見を聞く	目標や水準を決めた理由や意図を聞く	本人の意見を聞かずに自分の考えを押し付ける
5 評価者の方向へ誘導する質問を投げる	相手が見落としている点や違う視点を指摘して気づきを与える	評価者の意見のみを押し付ける
6 同意の方向へ持っていく	時間がかかっても疑問などにきちんと答える	無理矢理話を先に進めたり、打ち切ったりする
7 ゴールイメージを共有する	スケジュールだけでなく、具体策をきちんと詰める	単なるスケジュール確認に終始する
8 上司・病棟に何を期待するか確認する	達成に向けて協力できることを聞き、伝える	「目標達成は部下本人の責任」と突き放す
9 目標を確認する	話し合った内容を確認する	わかったつもりで確認せずに終わる
10 期待感を伝える	励ます	事務的に終わる

最終的な決定は上司

◆ ③結び

　最後に、全体をまとめて合意した目標を確認し、管理者は目標達成に向けた支援を約束して面談を終えます。この段階は目標に向けたスタート地点であり、スタッフには「本当にできるだろうか」という不安もあるはずです。しっかりと励まし、寄り添う姿勢で支えましょう。

2 中間面談（図表 5-6）

　部下が期初に設定した目標の達成を支援する責任は上司にあります。そのため、上司は常に部下の目標とその進捗を気にかけ、定期的に確認しなければなりません。もし上司が 1 年間何もアプローチせず、手を差し伸べないまま期末になって達成できなかったことを叱責するだけであれば、それは管理者失格です。上司は部下が目標達成に向けて直面する障害を取り除き、サポートする姿勢を示すことが大切です。

　目標管理制度では、半期終了時に期初の目標の進捗状況を確認し、期末に向けた具体的な対策を上司と共有する「中間面談」が行われます。中間面談の目的は、設定した目標を達成できるように、上司が必要な支援を提供することにあります。

　しかし、目標設定面談以降、中間面談までの間に何のアクションも起こさない管理者が時々見受けられます。育成の観点からすると、これは「放任」に過ぎません。目標やラダー評価項目など、スタッフが取り組む内容を管理者は常に観察し、進捗状況を把握しておくべきです。師長は、スタッフが目標達成できるよう、気にかけ続ける責任があるのです。目標管理はスタッフの自主性を促すものであり、放任することとは異なります。スタッフの成長や部署の成果につながる支援は、管理者の役割であり責任と言えます。

　目標管理における中間面談の目的は次の 4 つです。

中間面談の目的
①目標達成状況の確認（進捗管理）
②障害の確認と支援の必要性の確認および実行
③後半に向けた計画の確認
④動機づけ

1 目標達成状況の確認（進捗管理）

中間面談で最も重要なポイントは、進捗管理です。これはちょうど1年の折り返し地点であり、進捗の度合いから目標達成の見通しがつきます。順調であれば問題ありませんが、遅れがある場合は原因を明らかにし、対策を共に考えなければなりません。その対策も、スタッフ自身に考えてもらいましょう。決して管理者が良かれと思って押し付けてはいけません。

2 障害の確認と支援の必要性の確認および実行

次に、目標達成の障害がないかを確認します。遅れの原因が何らかの障害であれば、管理者が対応することが求められます。組織に関する障害であれば、スタッフの力では解決できない場合もあります。そうしたケースでは管理者の出番となり、調整や支援に動く必要があります。

3 後半に向けた計画の確認

その後、後半に向けた計画を確認します。進捗が順調であれば、期初に立てた計画通りに進めますが、遅れがある場合はスケジュールの見直しが必要です。時間切れを避けるために共にスケジュールを再確認し、遅れを取り戻せるかどうかを判断しながら進めます。

4 動機づけ

最後に、動機づけを行います。中間面談の時期は折り返し地点であり、目標設定時点から時間が経過しているため、モチベーションが下がりやすい時期です。ここまでの進捗を振り返って承認し、今後の見通しを示すことで、達成できると信じて励ますことが重要です。また、何かあればすぐにサポートするという姿勢も伝えるとよいでしょう。

図表5-6 中間面談のポイント

①面談の位置づけ	**上半期の状況確認** ・各目標・業務の進捗状況を上司と部下で確認し認識を揃える **下半期に向けた助言・指導** ・下半期の重点事項・取り組み方などを助言し本人に認識を促す **育成のための面談** ・本人が上司の期待レベルを理解し、自分の能力を伸ばすための意欲を高める ・本人が自ら考え気づくよう仕向ける
②事前の準備	**論点の整理** 半期が経過した中で以下の点について確認を行う 1）各目標＋業務の進捗状況 2）目標の中で修正・変更の必要の有無 3）その中で発揮されている本人の能力の特徴（「強み」「不足」）
③スケジューリング	**面談に要する時間** ・納得が得られるまで議論するには最低30分は必要。前もって時間を設定する **適切な場所** ・会議室など2人だけで座って話ができる場所を選ぶ
④ポイントの明確化	**具体的事例・状況** ・具体的事例・状況を確認する （いつ/何が/どうした/どう思ったか、その理由は…）
⑤話の進め方	**上司は聞き役** ・双方向のコミュニケーションが確保できるように本人に発言（意見・提案）を促す ・自己申告における「良かった点」「不十分だった点」を述べてもらう（気づきを与える助言が主体。一方的に上司の考えを述べるのではない） 【コミュニケーションの機会】 ・上記の位置づけだけにこだわらず、部下との話し合いのチャンスと捉えて相談なども聞き、広い意味で指導・育成に活用する 　　例：「他に何かこの機会に相談や確認したいことはありますか？」 ・面談の内容は日常の職場のコミュニケーションの中でフォローしていく（面接だけでの話にしない）

3 期末評価面談

1 事前の準備・構想

面談に臨む前に、今年度の目標や1年間の仕事ぶりに関するメモなど、必要な資料に目を通しておくことが求められます。1年を総括する貴重な面談の時間ですから、効果的に進行できるように事前準備を進めます。また、面談の進め方や概略の流れを考えておくとスムーズです。話すべきポイントを整理した進行シートを作成する管理者もいます。

この面談は「判定」が目的ではなく、あくまで「育成」を目指すものであることを理解しておくことが肝要です。期末の面談では、部下が上司の期待レベルを理解し、自身の能力を高めることに意欲を持って取り組めるよう全力を注ぎます。部下自身が考え、気づくことを促す姿勢が大切です。

期末評価面談を円滑に進めるためには、事前準備が何よりも重要です。今期の具体的な事例やエピソードを整理し、面談時に話すべき論点を明確に理解し、納得の得られる十分な情報を整えておきましょう。評価者自身が日頃から事例をメモしておくと、この準備がスムーズに進みます。特に他職種との連携が多い部署や院内横断的な委員会に参加している場合には、関連部門の責任者から部下の仕事ぶりについて情報を収集することも効果的です。

2 期末評価面談の意義

被評価者の評価は、自己評価、一次評価、二次評価、最終評価を経て、院内の評価会議で最終決定されます。評価結果が確定したら、結果を被評価者にフィードバックする必要があります。この際、一次評価者がフィードバック面談を行うのが原則です。評価結果を単に「あなたの評価結果はA です」と伝達するだけなら、わざわざ時間を割いて面談する必要はありません。別途書面で通知すれば済むことです。期末面談の意義は、人事評価の結果を踏まえ、本人に振り返りや今後の課題について考えてもらい、上司からのアドバイスや励ましを通して、次の目標に向けた動機づけを行うことにあります。ここで、期末評価面談の目的について整理しておきましょう。

期末評価面談の目的

・部下一人ひとりの能力に応じた能力開発を行うための具体策を話し合い、アドバイスを行うとともに、育成のためのキャリアプランを話し合う。
・部下の気持ちを引き出し、上司の方針や考え方を理解・納得させ、部下の気づきを促し、モチベーションを高める。
・今後の部下の指導育成に向けて情報を収集する。

❸ 期末評価面談の進め方

図表 5-7 に、期末評価面談の流れを示します。

図表5-7 期末評価面談の進め方

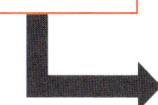

導入	本旨
● 面談の目的を確認する ● 肯定的な話題から入る	**目標管理→目標達成状況** 【本人評価】 ● 自己評価を決めた理由・意図を聞く ● 仕事のプロセスを本人に振り返らせる→個別案件につき質問を投げかける 【上司評価】 ● 目標ごとに、具体的に、達成点、未達成点を確認する **ラダー評価→期待行動発揮状況** ●「できた/できない」を明確に伝える ● 来期の課題を明らかにする

結び

● 部下から上司への要望・質問を聞く
● 重要ポイントを確認する
● 上司として来期の支援を約束し励ます

◆ ①導入

　導入部分は、他の面談と大きな違いはありませんが、今回は評価結果を伝える面談ですので、スタッフも緊張しているはずです。温かく迎え入れ、リラックスできる雰囲気を作ることが大切です。積極的に話を引き出しながら、スタッフの話をよく聞く姿勢を持ちましょう。全体の３分の２はスタッフが話せるよう、傾聴を意識して進めます。

目標管理制度の面談では、目標達成度の確認が主な目的です。スタッフには事前に自己評価を行わせ、面談では自己評価の理由や意図について尋ねます。できなかったこともあれば、できたこともあるでしょう。まずはできたことを中心に褒め、徐々に不十分だったことや残った課題へと話を移すとよいでしょう。複数の目標がある場合、必ずしも順に進める必要はなく、達成できた目標はスタッフとしても話しやすいはずです。達成できた目標から話し始めることで、スムーズな面談が期待できます。自己評価と上司の評価が一致している場合、特に達成できなかった目標についてもスタッフは受け入れやすくなります。

面談の進め方としては、今期の目標に対する取り組みやプロセスをスタッフ自身に振り返ってもらうことが重要です。話をすることで新たな気づきを得られることもありますが、面談に慣れていないスタッフの場合、話がまとまらず時間がかかることもあるため、必要に応じて適度にサポートしましょう。ただし、あくまでもスタッフ自身が語れるように促すことを肝に銘じてください。

管理者は、目標ごとに質問を投げかけることで、スタッフが自分で気づいていない点に気づく手助けをします。ここでも、ティーチングではなくコーチングスキルである「質問」をうまく活用し、スタッフが自ら成長を意識できるよう話を進めていきましょう。最後に上司の評価を根拠と共に伝え、スタッフの納得を引き出します。

◆ ③結び

結びでは、スタッフからの要望や質問を聞くとよいでしょう。面談中に話を引き出しているようで、実はスタッフが十分に話せていない場合もあるからです。最後に重要なポイントを確認し、来期の支援を約束して励ましの言葉で終えます。

＊　　　＊　　　＊

ラダー評価における期末評価は、期待行動の発揮状況を評価するものです。病院で定められた評価基準に従って公正に評価した内容を、エビデンスと共に伝えます。課題として積み残された項目については、できなかった原因を明確にし、どうしたらできるかを話し合いましょう。期末評価面談は判定の場ではなく、あくまで育成を目的とした面談であることを心に留めておくことが重要です。

最後に、期末評価面談のポイントについて**図表 5-8** に整理しておきます。

図表5-8 期末評価面談のポイント

①事前の準備	**具体的事例の情報** ・論点が明確に理解でき、十分納得が得られるだけの情報を準備 ・職務上の関連部門の責任者から本人の仕事ぶりなどを情報収集することも効果的
②スケジューリング	**面接に要する時間** ・納得が得られるまで議論するには最低30分は必要。前もって時間を設定する **適切な場所** ・会議室など2人だけで座って話ができる場所を選ぶ
③ポイントの明確化	**具体的事例・状況** ・具体的事例・状況を例にとって議論する （いつ/何が/どうした/どう思ったか、その理由は…）
④面談の位置づけ	**育成のための面談** ・本人が上司の期待レベルを理解し、自分の能力を伸ばすための意欲を高める ・本人が自ら考え気づくよう仕向ける（判定のためのミーティングではない）
⑤話の進め方	**上司は聞き役** ・双方向のコミュニケーションが確保できるように本人に発言（意見・提案）を促す ・自己申告における「良かった点」「不十分だった点」を述べてもらう（気づきを与える助言が主体。一方的に評価者の考えを述べるのではない） 【パターンによる注意点】 ・自己評価が高い部下については、なぜそのような評価をしたのか、本人に説明してもらうことが不可欠。 ・饒舌な部下については、話題が拡散しないように留意して本題に戻す。 ・発言しない部下は、評価への参画や納得が得られない可能性が高い。再度面談を設定したり、面談だけでなく日常から話しかけたり、意見を聞いたりというフォローが必要。

4 期末評価面談の進め方

1 手順

1 雰囲気づくり

面談の導入時は、まず日常的な話題で軽く会話し、スタッフがリラックスできるようにします。これにより、自由で気楽に話せる雰囲気をつくります。

2 面談の目的を明確に伝える

雰囲気が整ったら、いよいよ本題に入ります。面談の目的をしっかりと伝えましょう。

3 評価結果のフィードバック

スタッフの自己評価と上司からの最終評価をもとに、評価の理由を説明します。評価に差がある場合は、スタッフが納得できるまで丁寧に話し合います。ただ説明を伝えるだけでなく、どうすれば達成できるのか、より良い結果を得るための具体的な改善方法もアドバイスします。

2 具体的な会話例（良い例・悪い例）

1 導入時（良い例）

上司：さて、○○さんとは日頃からコミュニケーションを取れていると思うし、随時アドバイスもしていますが、今日は改めて30分ほど時間をいただいて、昨年の目標管理の結果について話し合いたいと思います。よろしいでしょうか？
○○さんも理解していると思いますが、当院の目標管理は給与を決定するためのものではなく、○○さんの能力開発やキャリアビジョンの形成を目的にして

います。ですので、リラックスしてざっくばらんに話し合いたいと思います。各項目について、○○さんが納得できるまでしっかり説明しますので、ぜひ本音で話してくださいね。結果として、明日からの○○さんの能力開発やキャリアビジョンの方向性を共有できればと考えています。どうぞよろしくお願いします。

❷ 評価の説明（悪い例）

上司：さて、目標の達成度ですが、あなたの自己評価は全体的に随分甘く評価しているようね。特にこの△△△は評価が高めですが、私から見ると、まだまだ目標達成には程遠いと思うの。いずれにせよ、私の評価をしっかり認識しておいてくださいね。

❸ 評価の説明（良い例）

上司：さて、目標の達成度ですが、先ほどもお話ししたように、この評価は給与には影響しません。これはあなたの成長をサポートするためにあるものです。そこで今回の評価では、特に良かった点と改善が必要な点をあえて少し強調して、メリハリがつくように評価しています。まずは、各項目の評価について、あなた自身はどのように考えているかを聞かせてもらえますか？

❸ ケースごとの注意点

面談の進め方について、ケースごとの注意点を以下に示します。

❶ 部下の自己評価が高い場合

自信のある部下の中には、自己評価を非常に高くつける場合があります。客観的に見て過剰と思われる自己評価点をつけた部下に対しては、なぜそのように評価したのかを本人に詳しく説明してもらうことが重要です。

❷ 部下がおしゃべりな場合

饒舌な部下は、話がさまざまな話題に広がりがちです。目標の達成度に関する話題から逸れた場合、早めに本題に戻すよう軌道修正しましょう。

発言が少ない部下は、評価への納得が得られていない可能性が高くなります。必要であれば面談を再設定するほか、日頃から意見を求めたり声をかけたりして、フォローをしていくことが大切です。

④ その他

目標管理の評価結果を給与などに反映させる医療機関もあるかもしれませんが、期末評価面談では給与についての議論は行いません。金銭的な話題に集中すると、本来の面談の目的が損なわれてしまうためです。

④ 期末評価面談における会話のポイント

① スタッフの考えを把握する

◆ 上司の期待に対する考え

上司：○○さんには〔上司の期待したイメージ〕を期待してきましたが、○○さんご自身としてはいかがでしたか？

→全体のプラス面を強調しつつ、本人の考えを引き出します。

◆ 目標に対する考え

上司：今年設定した目標の中で、△△△についてはどう感じていますか？

上司：○○さんとして自信がついた部分はどんなところですか？

→本人の考えを具体的に引き出します。

② スタッフの自己評価を承認する

◆ 良い点の承認

上司：なるほど、この件については、私もよくやってもらったと思っています。どのようなことを意識していたのですか？

→上司の評価と一致していることを伝えつつ、本人の考えを引き出します。

◆ 改善点の共有

上司：そうですね、その点は確かに不十分でした。次は〔上司の期待イメージ〕を意識して頑張ってほしいと思います。

　→本人も気づいている弱点に対して改善の指針を伝えます。

🌸 **強みの確認**

上司：〇〇さんについては〔良い評判〕という話を聞きますが、私もその点が強みだと思います。自分ではどんなことに留意していますか？

　→本人が気づいていない強みを示し、意識的に引き出します。

③ 評価の相違点を修正する

🌸 **自己評価が高い場合の確認**

上司：どうしてそのように思うのですか？

　→自己評価が高い理由を丁寧に確認します。

🌸 **期待レベルの説明**

上司：私としてはもっと〔上司の期待イメージ〕を目指してほしいと考えています。今後はその方向・レベルを目指してほしいと思います。

　→上司の期待するイメージを明確に示し、不十分な点を共有します。

🌸 **改善方法の提案**

上司：この点について、今後どのように取り組んで強化していきたいと思いますか？

　→取り組み方や心がける点を自分で考えさせ、アドバイスすることでイメージを共有化します。

🌸 **支援の確認**

上司：私に期待するサポートなどがあれば教えてください。

④ スタッフが納得しない場合

上司：もう少し考えを整理して、次回〔日時〕に引き続き話しましょう。

　→可能な限り納得のいく形で面談を終えるようにします。制約時間内に解決に至らない場合は、できるだけ早い時期に改めて機会を設けて続きを行います。

⑤ スタッフが黙ってしまった場合

上司：相談や疑問があれば、いつでも話してくださいね。

　→黙るということは納得していない、あるいは自律的でない可能性もあるため、面談の場でこれ以上進展しない場合は日常でのフォローが必要です。

上司：○○さん、お疲れさま。今、少しお話しできますか？

　→名前を呼びかけることも大切です。

上司：〔職務遂行の良い点に触れて〕は、なかなかうまく対応できていると思いますが、何か意識してやっていることはあるのですか？

　→本人が無意識に対応している良い点を自覚させて意欲を引き出します。

上司：〔職務遂行で改善すべき点に触れて〕は、ちょっと気になったのですが、どのような状況でしたか？

　→本人が無意識に行っている問題点に気づかせ、意識した行動を促します。

5 面談のスケジューリング

　評価面談はスケジューリングも重要です。忙しい業務の合間を縫って管理者が多くのスタッフとの面談を進めていくには、適切なスケジューリングは必須です。面談を行う日時、所要時間、場所を事前に決定します。所要時間は 30 分程度が目安ですが、スタッフによっては 30 分を超えることも想定されるため、その場合は順番を最後にするなどの調整が必要です。管理者は、面談のポイントを明確化し、スタッフの育成を意識し、聞き役に徹していただければと思います。

6 部下の自己評価が上司の評価よりも低い場合

　事前に上司としての自分の評価を再確認し、部下の自己評価の理由を具体的に説明してもらいます。その上で、上司としてなぜそれ以上の評価をしているのかを明確に伝えます。

　また、評価の差が生じた理由として、上司から見てうまくできているが部下がそれを求めていない（例：リーダーシップを取りたくないなど）、部下のゴールが上司の期待よりも高い場合、もしくは上司側の評価ミスなどが考えられるため、話し合いを通じてこれらを掘り下げます。

面談例

上司：目標 1 の『看護技術○○の習得』についてですが、あなたは低い達成度であると自己評価していますね。私の評価と差があるのですが、自分ではどう感じていますか？

部下：師長が高く評価してくださっているのはわかりますが、本当にできているのか自信がありません。習得に向けて積極的に取り組んでいるつもりですが、まだ十分ではないと思っています。

上司：私は、そんなことはないと思いますよ。先日、患者 A さんの急変時に、スムーズではなかったけれども、○○を活用して確実に対応してくれましたよね。2 年目としては十分なレベルだと感じています。あなたが目標を高く設定しているため、自己評価が低くなっているのかもしれませんが、今の前向きな姿勢を続ければ、より高いレベルに達成できると思いますよ。これからもその調子で頑張ってくださいね。

7 部下の自己評価が上司の評価よりも高い場合

　まず、上司としての自分の評価を再確認し、部下に自己評価の理由を具体的に説明してもらいます。その上で、なぜそれ以下の評価をしているのかを明確に伝えます。

　また、評価に差が生じた理由について、部下の誤解やゴールイメージの低さ、環境の変化（状況の好転や周囲からのサポートなど）、もしくは上司の評価ミスなども考えられるため、話し合いを通じてこれらを掘り下げます。

面談例

上司：目標 1 の『看護技術○○の習得』についてですが、あなたは高い達成度であると自己評価していますね。この評価についてどのように分析していますか？

部下：師長はこの目標達成を不十分と評価されていますが、私はそう思っていません。

上司：まずは、どのような理由で目標が達成できていると判断しているのか、教えてもらえますか？

部下：例えば、この前の患者 A さんの急変時は大変でしたが、リーダーの協力を得ながらも○○（看護技術）を用いてうまく対応できたと自分では満足しているのですが。

上司：確かに、あの場面での対応はうまくできていましたね。しかし、あなたの観察力や判断力があれば、もっと早期に対応できたはずです。対応のタイミングを的確にアセスメントする能力と正確さを高めて、自己完結できるようになってほしいと思います。そのための研修受講なども相談に乗りますから、ぜひ高い目標をもって頑張ってください。

8 期末評価面談での禁句

　賞与に評価結果を反映させる場合など、一次評価者がつけた評価点と病院の最終評価が異なることがあります。このような場合は、必ず二次評価者に評価結果とその理由を確認し、被評価者に説明する必要があります。

　期末評価面談で「私はあなたを高く評価して良い点をつけたのだけど、上層部の判断で変えられてしまったのよ」と、部下を慰めるように話す管理者がいますが、これは絶対に避けるべきフレーズです。組織として最終結果が確定した以上、一次評価者もその結果に責任を持つ必要があります。このような発言をすると、部下にとって「良い上司」ではなく、「評価能力がない」または「上層部に意見を通せない」上司と映ってしまいます。このような発言を繰り返すと、部下は次第に上司や病院を信頼しなくなるため、注意が必要です。

　最後に、面談でよく見られる上司のタイプを**図表 5-9** にまとめました。皆さんの面談はどのタイプに当てはまるでしょうか？

図表5-9　面談でよく見られる上司のタイプ

	指示・押付型	聴取型	指導・育成型
特徴	・前置きなしで面談に入る ・目的には触れないか、簡単に触れる程度に留める ・一方的に評価結果を伝える ・主に評価結果の低い部分を指摘し、改めさせようとする ・部下が反論や不満を述べた場合は、それを打ち消して話を先に進める	・ラポールづくりとして日常の話題から入り、和やかな雰囲気で会話を進める ・面談の目的には特に触れない ・評価結果に基づいて話を進めるが、話題が転々として一貫性がない ・改善や指導について突っ込んだ話はせず、具体的な問題提示がない ・和気あいあいとスムーズに進めるが、面談終了後は何を話し合ったか不明確なことが多い	・事前に人事考課の評価結果や自己評価を確認し、必要な資料に目を通しておく ・面談をどう進めるか、概略の計画を立てておく ・ラポールづくりの話題から入る ・面談の目的を明確に伝える ・部下の話を積極的に傾聴し、話を引き出そうとする ・部下の成長を促すように意識づけをしながら話を進める ・面談の最後に話し合った内容を振り返り、要点をまとめる
展開	・対面してすぐ本題に入り、ラポールづくりを行わない ・面談時間の3分の2以上を一方的に話す ・部下が意見や反論をしてきた場合、途中で話を打ち切ったり話の内容を否定したりする ・話の中心は部下の短所や課題であり、部下が長所を話しても聞き流す ・終了時は時間切れのように一方的に打ち切る	・日常の話題から入り、目的には触れない ・面談時間は、上司と部下が大体2分の1ずつ話している ・評価結果については漠然と抽象的に話し、部下に意見を求める ・一方的に意見を求めるだけで、部下が突っ込んだ話を期待しても深堀りせず流してしまう ・面談の要点を最後に簡単にまとめ、形式的に労をねぎらって終了する	・温かく部下を迎え、リラックスした雰囲気を作りつつ面談の意義を伝える ・面談時間の3分の2は部下の話を聞いている ・部下の話の中から気づきや改善のヒントを引き出す ・必要に応じて振り返りながら要点を整理し、話し合いを深める ・最後に全体をまとめ、必要に応じて今後の課題も明確にして終える

事例：期末評価面談

◆被評価者：Y看護師（X大学病院△△病棟に勤務。入職5年目）
◆一次評価者：Z師長

　Y看護師は目標に基づいて業務を進めてきましたが、目標①については6月に師長と相談し、テーマを変更しています。1年が経ち、期末評価面談の時期となりました。まずY看護師が目標を振り返り、自己評価を行ってZ師長に提出します。

　図表5-10はY看護師が提出した自己評価内容です。

図表5-10　Y看護師の○○年度の目標と自己評価

	目標テーマ	自己評価
目標①	申し送り事項の簡略化と基本ルール作成により、申し送り時間を平均10分に短縮する **（6月に下記へテーマ変更）** ウォーキングカンファレンスのモデル導入	B
目標②	病棟看護マニュアルを作成する	A
目標③	プリセプターとして新人を一人前に育てる	B

【X大学病院の評価基準：S〜Dの5段階】

S	目標を大きく上回った
A	目標を上回った
B	目標どおり達成できた
C	目標を下回った
D	目標を大きく下回った

　Z師長の認識は、「目標①についてはYさんの自己評価どおりでよい」「目標②については、自己評価どおりかそれ以上でもよいのではないか」「目標③については、自分の評価とずれがある」というものでした。そこで、目標③に対する認識の違いを埋め、Yさんに気づきを与えるために面談が行われました。以下がその面談の様子です。

❶ Y 看護師と Z 師長の面談

❶ 導入

Z 師長：今期の△△病棟は、ほぼ計画どおりに運営できました。大きな問題もなく、Y さんにもとても頑張ってもらいましたね。ご苦労さまでした。今日は 1 年間の仕事を振り返り、お互いに意見や情報を交換しましょう。

Y 看護師：よろしくお願いします。

❷ 本旨

✿ 目標②

Z 師長：私からの指示にはいつもテキパキと応じてくれて、周りの皆も気持ちよく業務ができています。特に今年度作成してもらった病棟看護マニュアルは、現場で実践的に使える内容で、すごくよくできていました。作成過程でも遅くまで残っていろいろと調べて大変だったと思いますが、よく頑張りましたね。

Y 看護師：ありがとうございます。マニュアルづくりは大変でしたが、今までの知識を整理する良い機会になりました。皆に評価してもらい、結果としてスタッフに喜んでもらえてよかったです。

Z 師長：そうでしたね。病棟看護マニュアルが実際に役立っているので、目標を大きく上回ったと私は評価しています。

Y 看護師：ありがとうございます。

✿ 目標①

Z 師長：他の目標については、どうでしたか？

Y 看護師：目標①の『申し送り事項の簡略化と基本ルール作成』は検討の結果、6 月に『ウォーキングカンファレンスのモデル導入』へ変更しました。当初とは変わりましたが、結果的には△△病棟がモデルになって導入することができました。従来の申し送りを廃止でき、より質が高まったと思います。Z 師長にもサポートいただいてとても助かりました。他院の先進事例見学や研修会にも行かせていただいて、ありがとうございました。

Z 師長：そうですね。私も了解の上での変更でしたが、短期間でよく達成してくれました。その後の調査では患者さんの満足度も上がっていますので、来年度から全病棟にウォーキングカンファレンスを導入することになりました。Y さ

んに一生懸命取り組んでもらったおかげです。こちらこそありがとう。お疲れさまでした。

Y看護師：全病棟に導入が決まってうれしいです。頑張って取り組んだかいがありました。

🌸 **目標③**

Z師長：さて、目標③は『プリセプターとして新人を一人前に育てる』でしたね。これはどうでしたか？

Y看護師：今回はプリセプターとして新人指導を担当して2年目でした。昨年度と同様の目標をあげましたが、今年度は新人のPさんがもう一つ覚えが悪くてずいぶん悩みました。彼女の甘える気持ちが強かったのだと思います。昨年度に指導したQさんは、かなり成長したと思います。今年度も精一杯指導したつもりですが、Pさんは何度言っても同じ失敗を繰り返すので、なかなかうまくいきませんでした。そうしているうちに夜勤が入ってきて、シフトの関係で指導の時間が取れなくなって。結局、Pさんが体調を崩したこともあって別の病棟に異動になりましたけど……。でも、今年はうまくいかなかっただけで、私の指導方法は間違っていなかったと思います。指導マニュアルどおり進めたので、自己評価は『B＝達成した』をつけました。

Z師長：人を育てるって本当に大変だと思うわ。昨年度のQさんはしっかりしていたし、理解が早かったから指導もうまくいったのでしょうね。あなたが昨年度同様、今年度も一生懸命指導していたことは、私も見ていたから認めるわ。

Y看護師：ありがとうございます。わかっていただけてうれしいです。

Z師長：でもね、Yさん。たとえPさんの覚えが悪かったとしても、それは理由にならないわ。『一人前に育てる』という目標には、『一人前にするためにどうするか』を工夫することも含まれているの。もし結果が出なかったのであれば、いろいろな方法を試したり、人に相談したり、別の方法を考えてみるべきだと思うの。振り返ってみてどうですか？ いろいろ試してみたと思う？

Y看護師：いいえ、私の役割だと思って抱え込んでしまいました。

Z師長：そう、一人で頑張っちゃったのね。病棟の皆もYさんを信頼して任せきりにしてしまったかもしれませんね。これは私の反省点でもあります。目標を達成するためには、あらゆる手段を考えて実行してほしいの。行き詰まったときには、私や同僚にも相談してほしかったわ。そして、この目標はPさんの

成長が目的というだけでなく、あなた自身の成長のための目標でもあるということを忘れないでくださいね。

Y 看護師：どういうことでしょうか？

Z 師長：新人を指導することで、あなた自身が得るものも多いはずです。プリセプターとして指導することで、これまでの自分の行動や知識、技術を見直したり、視野が広がったりするでしょう？ 教えることで自身も成長していくものなの。4、5 年目のナースにプリセプターをお願いするのは、そういったねらいもあるの。困難な状況を乗り越えることで、また一段と成長できるのよ。指導の難しさとその楽しさも学んでほしいの。今回の P さんへの指導も、そう考えるといいわよ。昨年度に Q さんを一人前にしたときと同じく、『新人指導に関する目標』だったけど、今年度は少し難易度が高かったと捉えるといいわ。昨年度以上に工夫して指導の質を高めて行動しないと達成にはつながらなかったということよ。こうした工夫や過程も含めての『目標達成』であることをわかってもらいたいわ。

Y 看護師：なるほど。そのとおりですね。P さんのせいにしていた自分が恥ずかしいです。私は、難しい目標に直面して放棄してしまっていたのですね。『達成できた』なんてとても言えませんね。それと、もっと早く Z 師長に相談すべきでした。

③ 結び

Z 師長：わかってもらえてうれしいわ。Y さんの実力は皆が認めているところよ。これからも質が高く、患者さんの満足度を高められる看護を目指して、役割モデルになってほしいと思っています。ただ、責任感が人一倍強いのは Y さんの良いところですが、困ったときには SOS を出すことも必要ですよ。時には師長をうまく使うことも考えるといいわ。そのときは私も精一杯サポートしますから、遠慮なく言ってくださいね。

Y 看護師：ありがとうございます。

Z 師長：他に何か要望や質問はあるかしら？

Y 看護師：ありがとうございます。特にありません。

Z 師長：そうですか。では、これで今日の面談は終わりますが、いつでも相談に来てください。お疲れさまでした。

2 面談の解説

1 導入

　面談の導入部分は、その日の面談がスムーズに進むかどうかのカギを握るため、非常に重要です。話しやすい雰囲気を意識することが大切で、本事例のように、まずは1年間の労をねぎらう言葉をかけることはとても効果的です。そうすることで、堅苦しい面談の雰囲気が和らぎます。座ってすぐに本題に入るのではなく、まずは面談の趣旨をお互いに確認することが大切です。Z師長も、この手順をしっかりと踏んでいることがわかります。

2 本旨

　本題に入る際には、まず「褒める」ポイントから話を始めましょう。目標が複数あっても、記載された順に話す必要はなく、まずお互いが同意できそうな内容から入るのがコツです。Z師長は「病棟看護マニュアルをよく仕上げた」という成果に触れ、Y看護師の努力や成果を称賛する発言をしています。この目標にはY看護師も手ごたえを感じていたため、リラックスして答えられています。

　期末評価面談では、スタッフ本人にしっかりと話をしてもらうことが大切です。自己評価をしてきている以上、本人なりの思いや考えがあるため、上司はその考えをしっかり「聞く」姿勢が求められます。期末評価面談においてこのプロセスを怠ると、部下に不満が残り、結果にも納得できなくなる可能性があります。Z師長は、しっかりとY看護師の話を聞きつつ、評価も加えながら上手に受け止めています。

　期末評価面談で最も大切なのは、部下と上司の評価のずれを埋めることです。これは単に上司の評価を部下に納得させるということではなく、部下の評価イメージを確認し、評価基準と照らし合わせながら、部下が見落としている点や違う解釈を指摘し、そのずれを埋めていく作業です。面談では客観的に事実を確認し、部下が新たな気づきを得られるように進めていきましょう。

　Y看護師とZ師長の間では、新人指導に対する認識のずれが生じていました。Y看護師は、「新人の覚えが悪く結果は出なかったが、自分はしっかり指導した」として「B＝目標どおり達成できた」と評価しています。一方でZ師長は、「相手が誰であれ、目標達成のためにはあらゆる手段を尽くすべきだが、その努力が足りず、結果も出ていない」として「C＝目標を下回った」と評価しています。このずれに対して、Z師

長は Y 看護師に新たな気づきを与えつつ、納得を引き出すことに成功しています。この面談は、Z 師長の指導力と懐の深さが感じられる良い例です。

　目標管理においては、師長間の評価基準の目線を合わせることが重要とされていますが、本事例からわかるように、個々の師長の評価能力やスタッフ支援能力が何よりも求められます。

❸ 結び

　面談の結びでは、Z 師長は Y 看護師の能力を評価しつつ、今後の課題を明らかにし、Y 看護師にロールモデルとしての役割に期待していることを伝えました。また、「精一杯サポートする」という支援の姿勢を示し、励ましの言葉を添えています。期末評価面談の締めくくりとして、このように今後につながるメッセージで終えることが理想的です。

索引

著者プロフィール

河野 秀一（かわの しゅういち）

株式会社サフィール代表取締役
関東学院大学大学院 看護学研究科 非常勤講師
神奈川県立保健福祉大学 非常勤講師
https://www.saphir-me.com/
e-mail:kawano-s@saphir-ac.com

石川県金沢市出身。明治大学政治経済学部経済学科卒業。民間企業勤務後、医療法人グループの管理本部主任として、教育・研修・広報を担当。その後、学校法人国際医療福祉大学教育企画本部主査、伊藤忠人事総務サービス株式会社シニアコンサルタントを経て現職。
医療機関に対して、看護管理支援業務、人事制度構築業務（目標管理、職員等級区分・ラダー評価制度、給与制度）、評価者・管理者研修（目標管理・看護マネジメントリフレクション・リーダーシップ等）、各種コンサルテーション（人事管理全般に関する諸問題についての助言、指導）サービスを提供している。
著書に『看護管理者のための 超実践 目標管理 考え方・立て方・指導の仕方』『看護管理者のためのSWOT分析超入門』『看護管理者のための概念化スキルステップアップ』『教育担当者・指導者のための"気づき"で導く 新人・後輩・部下 看護教育リフレクション入門』『事例でレクチャー できる看護管理者育成のひみつ』（いずれもメディカ出版）など。

看護管理者のための人事考課・評価 基準と手順がわかる実践ガイド—人と組織が伸びるカギは正しい評価にあり！

2025年2月10日発行 第1版第1刷

著 著	河野 秀一
発行者	長谷川 翔
発行所	株式会社メディカ出版
	〒532-8588
	大阪市淀川区宮原3-4-30
	ニッセイ新大阪ビル16F
	https://www.medica.co.jp/
編集担当	末重美貴／猪俣久人
編集協力	加藤明子
装幀・組版	株式会社アクティナワークス
印刷・製本	日経印刷株式会社

ISBN978-4-8404-8761-0　　　　　　　　　　　　　　　　　Printed and bound in Japan

当社出版物に関する各種お問い合わせ先（受付時間：平日9：00〜17：00）
●編集内容については、編集局 06-6398-5048
●ご注文・不良品（乱丁・落丁）については、お客様センター 0120-276-115